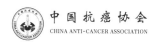

中国抗癌协会
CHINA ANTI-CANCER ASSOCIATION

血液肿瘤病理

中国肿瘤整合诊治技术指南（CACA）

CACA TECHNICAL GUIDELINES FOR HOLISTIC INTEGRATIVE MANAGEMENT OF CANCER

2023

丛书主编：樊代明

主　编：肖志坚　邱录贵　王建祥

　　　　纪春岩　李建勇

U0244944

天津出版传媒集团

天津科学技术出版社

图书在版编目(CIP)数据

血液肿瘤病理 / 肖志坚等主编. -- 天津：天津科
学技术出版社, 2023.5
("中国肿瘤整合诊治技术指南(CACA)"丛书 /
樊代明主编)
ISBN 978-7-5742-1087-5

Ⅰ.①血… Ⅱ.①肖… Ⅲ.①造血系统-肿瘤-病理
学 Ⅳ.①R733.02

中国国家版本馆CIP数据核字(2023)第066371号

血液肿瘤病理
XUEYE ZHONGLIU BINGLI

策划编辑：方　艳
责任编辑：胡艳杰
责任印制：兰　毅

出　　版：天津出版传媒集团
　　　　　天津科学技术出版社
地　　址：天津市西康路35号
邮　　编：300051
电　　话：(022)23332695
网　　址：www.tjkjcbs.com.cn
发　　行：新华书店经销
印　　刷：天津中图印刷科技有限公司

开本 787×1092　1/32　印张 5.25　字数 80 000
2023年5月第1版第1次印刷
定价：62.00元

编委会

丛书主编
樊代明

主　编
肖志坚　邱录贵　王建祥　纪春岩　李建勇

副主编（以姓氏拼音为序）
陈苏宁　李承文　李小秋　秦亚溱　孙　琦　王慧君
翁香琴　吴雨洁　姚　瑶

编　委（以姓氏拼音为序）

安　刚	白　洁	白　鸥	常春康	常英军	陈洁平
陈树英	陈　朴	陈苏宁	陈　彤	陈协群	陈志妹
董玉君	杜　鹃	杜　欣	段浩清	方美云	付　蓉
高广勋	高素君	高子芬	贡铁军	韩　聪	韩　薇
黄丙庆	黄　亮	纪春岩	贾玉娇	贾冶林	江　明
景红梅	赖永榕	李承文	赖悦云	李　剑	李建勇
李莉娟	李　楠	李文倩	李小秋	李　昕	李扬秋
李增军	刘红星	刘　澎	卢朝辉	马道新	马　娇
梅　恒	潘金兰	彭宏凌	彭贤贵	钱文斌	秦亚溱
仇海荣	邱　林	邱录贵	宋　鸽	宋燕燕	苏丽萍
孙　琦	孙自敏	唐古生	佟红艳	王慧君	王建祥
王莉莉	王少元	王　彤	王晓静	王　欣	王　一

王　迎　　王　昭　　王　哲　　魏　辉　　魏玉萍　　翁香琴
吴雨洁　　吴　勇　　綫　霖　　向　兵　　肖继刚　　肖　敏
肖志坚　　徐　兵　　许议丹　　徐　卫　　杨　威　　杨再林
姚　瑶　　叶静静　　易树华　　余　莉　　喻新建　　翟琼莉
张翠娟　　赵晓甦　　周可树　　周泽平　　主鸿鹄　　朱明清

执笔人（以姓氏拼音为序）

陈树英　　段浩清　　韩　聪　　黄丙庆　　贾玉娇　　李承文
李　楠　　马　娇　　邱　林　　宋　鸽　　宋燕燕　　孙　琦
王慧君　　王晓静　　綫　霖　　肖继刚　　肖志坚　　许议丹
姚　瑶　　叶静静

编写秘书

宋　鸽　　叶静静

目录 Contents

第一章　　形态学技术 ……………………………001

一、细胞形态学 …………………………………003

（一）历史沿革 ………………………………003

（二）技术原理 ………………………………003

（三）操作流程 ………………………………004

（四）适应证 …………………………………008

二、细胞化学 ……………………………………009

（一）历史沿革 ………………………………009

（二）技术原理 ………………………………010

（三）操作流程 ………………………………012

（四）质量控制 ………………………………018

（五）适应证 …………………………………019

三、组织形态学 …………………………………024

（一）历史沿革 ………………………………024

（二）技术原理 ………………………………027

（三）操作流程 ·· 028

（四）适应证 ·· 050

第二章　　流式细胞技术 ······························· 057

一、历史沿革 ··· 059

（一）单克隆抗体技术 ······················· 059

（二）免疫荧光技术 ·························· 059

（三）流式细胞术 ······························· 060

二、技术原理 ··· 061

（一）仪器检测原理 ·························· 062

（二）多参数流式技术原理 ··················· 063

三、操作流程 ··· 063

（一）标本采集与运输 ······················· 063

（二）标本制备 ································· 065

（三）上机检测 ································· 067

（四）结果分析 ································· 070

（五）质量控制 ································· 073

四、适应证 ··· 076

（一）细胞计数 ································· 076

（二）免疫分型 ································· 079

（三）可测量的残留病（MRD）检测 ·········· 081

第三章　细胞遗传学技术 ·······083

一、历史沿革 ·······085

二、技术原理 ·······087

　　（一）染色体核型分析 ·······087

　　（二）荧光原位杂交（FISH） ·······088

三、操作流程 ·······088

　　（一）标本取材及运输 ·······089

　　（二）标本制备 ·······091

　　（三）结果分析 ·······094

　　（四）标本贮存 ·······100

　　（五）质量控制 ·······100

四、适应证 ·······101

第四章　分子生物学技术 ·······105

一、PCR技术 ·······107

　　（一）历史沿革 ·······107

　　（二）技术原理 ·······108

　　（三）操作流程 ·······111

　　（四）适应证 ·······111

二、一代测序技术 ·······118

　　（一）历史沿革 ·······118

（二）技术原理 ·················· 119

（三）操作流程 ·················· 120

（四）适应证 ·················· 120

三、二代测序技术 ·················· 122

（一）历史沿革 ·················· 122

（二）技术原理 ·················· 123

（三）操作流程 ·················· 125

（四）适应证 ·················· 130

第五章　　血液病理综合诊断 ·················· 141

参考文献　　 ·················· 148

第一章

形态学技术

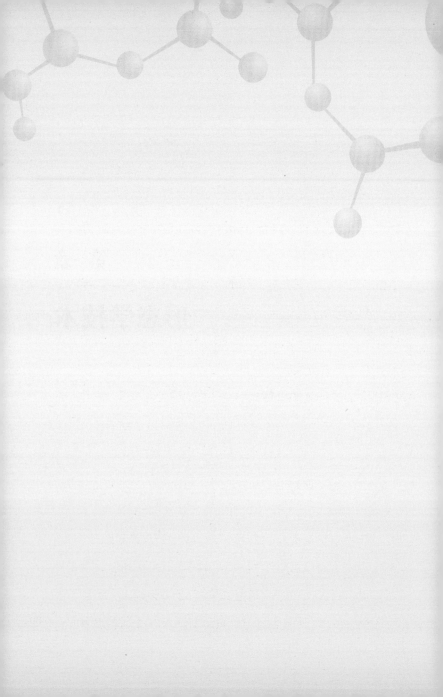

一、细胞形态学

（一）历史沿革

应用光镜辨认染色后的骨髓和外周血涂片的细胞形态，是血液病诊断的基础和前提。这种对涂片染色并辨认血细胞形态的方法已有一百多年历史。早在1879年，Ehrlich就发明了血细胞染色法，1891年Romanowsky对上述细胞染液加以改进，并将血液细胞分成不同系别。随着染液改进，现在最常用的是瑞特染液及瑞特-吉姆萨染液，它可对骨髓及外周血中原始及向下分化的各阶段细胞进行明确区分。虽然骨髓及外周血涂片染色法较为古老，但具有便捷、直观，且经济、易推广的优势，迄今为止仍是血液病诊断分型、疗效评估及随访的基石，它能发现血液中是否存在细胞数量及形态异常，为血液疾病诊断提供基础的重要信息和初步诊疗方向。

（二）技术原理

目前最常用染色法为瑞特染色及瑞特-吉姆萨染色。瑞特染料中有美蓝和伊红两种成分，前者为碱性，后者为酸性，它们与细胞内各种物质具不同亲和力，使其显现不同色调。蛋白质是由若干氨基酸组成，每个氨基酸分子有一个酸性羧基（–COOH）和一个碱性氨基

（–NH2），故具两性物质特性。当其反应生成新化合物时，仍保留氨基酸两性特性。血细胞胞核由脱氧核糖核酸和强碱性组蛋白、精蛋白等胞核蛋白组成，这种强碱性物质与瑞特染液中酸性染料伊红亲和力较强，被染成红色；胞核蛋白中还有少量弱酸性蛋白，与染液中碱性染料美蓝起作用被染成蓝色，但含量极少，蓝色反应极弱，故核染色呈紫红色。较幼稚的细胞胞质与核仁含酸性物质，它们与染液中的碱性染料美蓝亲和力较强，被染成蓝色。当细胞含酸、碱性物质各一半时，它们既与酸性物质反应也与碱性物质反应，细胞被染成红蓝色或灰红色，此即所谓多嗜性；当胞质中酸性物质消耗殆尽时，胞质只与染液中伊红起作用，被染成粉红色，此即所谓正色性。

（三）操作流程

1. 骨髓及外周血涂片的制备

（1）骨髓涂片制备：将未抗凝的骨髓液滴于一张干净载玻片上，另取一张载玻片蘸取适量骨髓液，以约30°角均匀涂于其他载玻片上。

（2）外周血涂片制备：可选取静脉血或末梢血（包括耳血和指尖血）。使用干净载玻片蘸取少量外周血，呈约30°角均匀涂于其他载玻片上。

2.染色

（1）滴染液：将涂片标本水平放置于染片架上，用滴管将0.5~1 mL染液滴于涂片上，随后用吸耳球将染液驱散，使其均匀布满整张涂片，以防漏掉涂膜部分。2~3 min后加入缓冲液，并使缓冲液与染液混匀。染液与缓冲液体积比约为1：2。

（2）染色时间：根据染液配比不同，染色时间常为10~30 min。可据涂片厚薄、有核细胞多少、室内温度高低等调整染色时长。若涂片有核细胞较少，染色时间可较短；反之，应适当延长。

（3）冲洗：用自来水冲洗涂片上染液，轻轻摇动玻片，使染液沉渣飘起冲走。切勿先倾去染液再用水冲，会使涂片上许多染料沉渣沉淀于血膜上。冲洗不可过久，水冲力亦不能过大，以防脱色或薄膜脱落。冲洗后将标本竖在晾片架上，空气中自然干燥，或用洁净滤纸将水吸干后，即可镜下观察。

3.镜检

（1）低倍镜（×100倍）：判断取材、涂片、染色是否满意。骨髓涂片评估骨髓小粒及油滴分级，判断骨髓增生程度，估算骨髓小粒造血细胞面积，计数全片巨核细胞数目，寻找瘤细胞团及噬血现象等。

观察顺序一般由下到上、由尾到头。低倍镜观察结束时，在血膜体、尾交界处选择一处有核细胞分布均匀且细胞数量最能反映骨髓增生程度的部位，切换至油镜下观察。

血涂片观察白细胞数目、成熟红细胞的分布方式和形状等。

（2）高倍镜（×1000倍）：骨髓涂片分类计数200个有核细胞。观察单个血细胞形态，观察有无特殊细胞或寄生虫等，计算粒系/红系比值，计数各系及各阶段细胞百分比，分析巨核细胞分化阶段。如存在发育异常，粒系和红系需各计数100个细胞并计算发育异常细胞占该系细胞的比例，巨核细胞则需计数大于或等于30个来判断发育异常比例。

血涂片分类计数100个白细胞，有核红细胞单独计数，不包括在100个白细胞中。观察白细胞形态，成熟红细胞大小、形状等，血小板多少及分布情况。

4.标本保存

阅片后按标本编号有序归档，保存时间大于或等于

10年。保存地点要求干燥、通风。

5.质量控制与注意事项

（1）取材：①质量控制：抽取的骨髓液中含有骨髓小粒和脂肪组织，且无外周血稀释。②注意事项：注意骨髓穿刺的禁忌证与并发症；抽取的骨髓液最先用于制作骨髓涂片，以免骨髓液抽取过多时血液混入；骨髓干抽时应注意区分是技术因素还是疾病所致。

（2）涂片：①质量控制：骨髓膜或血膜的长短、厚薄应适宜，制作良好的涂片，可分为清晰的"头、体、尾"三个部分。②注意事项：要用新载玻片涂片，涂片前保持玻片清洁；推片的玻片边缘光滑，避免骨髓膜及血膜出现毛刺状；推片时动作迅速，避免骨髓液凝固；涂片完全干燥后再运送至实验室检测。

（3）染色：①质量控制：整张涂片染色均匀，着色匀称，鲜艳，结构清晰，无沉渣颗粒。酸碱适中，无偏红或偏蓝现象。细胞形态清晰易于分辨及分类，包括胞质颗粒、胞核结构以及胞质与胞核着色的对比度等。②注意事项：染色涂片冲洗后，应在空气中自然干燥或风干，不可用火烤干；未干透的血膜不能染色，否则染色时血膜容易脱落；染液量需充足，勿使染液蒸发干燥，以防染料附着于涂片上；涂片染色过深或过浅时，应用相应方法重新处理；新鲜涂片应立即染色；未染色涂片保存时间不宜过长，若超过 1 周，即使使用甲醇固定，其细胞着色也不佳，且形态多发生改变；未染色标本不可接触水，水可使标本溶血而使细胞无法判定，亦不可接触福尔马林固定液，会造成细胞不着色现象。

（四）适应证

骨髓细胞形态学检查能了解骨髓造血功能状态、血细胞构成比例及形态异常，是辅助疾病诊断（尤其是血液系统疾病）、疗效观察及病情判断的基础且重要检测手段之一。该项检查适应证主要包括以下情况。

1.不明原因的外周血细胞计数或分类异常

2.不明原因的肝、脾、淋巴结肿大

3.查明感染的原因

4.不明原因骨痛、骨质破坏、肾功能异常等

5.查明恶性肿瘤有无骨髓转移

6.对血液系统疾病进行鉴别诊断

7.血液系统疾病治疗后疗效观察

需要注意的是，凝血因子严重缺乏的出血性疾病、穿刺部位有炎症或畸形、晚期妊娠妇女等应慎重做骨髓

穿刺检查。

二、细胞化学

(一)历史沿革

细胞化学建立在细胞学、组织学及生物化学基础上,可对细胞中不同组分行特殊染色,并对各类血细胞中酶类等特殊物质行半定量检测分析。经典细胞化学是随1830年比利时植物学家Francois-Vincent发表《在生理学重视用显微镜观察生化物质》一文问世的;1868年首次报道过氧化物酶;1880-1935年随着显微镜和细胞学染色技术发展,各种染料如亚甲蓝、亚甲绿、甲苯胺蓝、天青蓝等相继被发现,细胞化学逐渐用于病理学,从显微镜下证实了核酸、蛋白质、酶、多糖、脂类等物质存在,奠定了细胞化学基础。到20世纪50年代,哺乳动物和人白细胞中的过氧化物酶、碱性磷酸酶、酯酶等染色技术不断完善,1976年血液学国际标准化委员会(ICSH)成立了染色和染色法专家小组,1985年ICSH从酶反应实验条件、结果以及操作人员安全性等出发,推荐了髓过氧化物酶染色、氯乙酸AS-D萘酚酯酶染色、醋酸萘酚酯酶染色,酸性磷酸酶染色等细胞化学染色方法用于血液病的诊断及鉴别诊断。随着实验室和实验方法不断发展,利用光镜半定量检测分析血细胞中各种物质逐步成熟，形成了更完善服务于临床的检测系统，且具简单、快速、经济、直观等优点，部分检测项目对血液病的诊断仍具有重要价值，也是血液病理诊断的基本方法之一。

（二）技术原理

细胞化学染色以细胞形态学为基础，运用系列化学反应原理，经底物、酶等化学反应，对细胞内各种化学物质及其变化进行定位、定性及半定量分析。

1.铁染色（Fe）技术原理

普鲁士蓝染色法。

$$4Fe^{3+} + 3K_4\left[Fe(CN)_6\right] \xrightarrow{\text{盐酸}} Fe_4\left[Fe(CN)_6\right]_3 + 12K^+$$

2.中性粒细胞碱性磷酸酶染色（NAP）技术原理

偶氮偶联法。

$$\alpha-\text{磷酸萘酚钠} + H_2O \xrightarrow{\text{pH9.6,碱性磷酸酶}} \alpha-\text{萘酚} +$$
重氮盐 → 不溶性有色沉淀

3.过碘酸希夫染色（PAS）技术原理

过碘酸-希夫反应。

$$\text{多糖类的乙二醇基} \xrightarrow{\text{过碘酸}} \text{双醛基} + \text{无色品红}$$
→ 紫红色化合物

4.髓过氧化物酶染色（MPO）技术原理

二盐酸联苯胺法。

$$H_2O_2 \xrightarrow{\text{细胞中POX}} O_2 \uparrow + 二盐酸联苯胺 \to 金黄色颗粒$$

5.氯乙酸AS-D萘酚酯酶染色（CE）技术原理

偶氮偶联法。

$$氯乙酸AS-D萘酚 \xrightarrow{\text{氯乙酸AS-D萘酚酯酶,}H_2O} AS-$$

D萘酚 + 重氮盐 → 不溶性有色沉淀

6.醋酸萘酚酯酶染色（NAE）技术原理

偶氮偶联法。

$$醋酸萘酚 \xrightarrow{\text{醋酸萘酚酯酶,}H_2O} 萘酚 + 重氮盐$$

→ 不溶性有色沉淀

7.醋酸萘酚酯酶+氟化钠抑制试验（NAE+NaF）技

术原理

偶氮偶联法。

$$醋酸萘酚 \xrightarrow{\text{醋酸萘酚酯酶,}H_2O} 萘酚 + 重氮盐$$

$$\xrightarrow{\text{NaF}} 不溶性有色沉淀被抑制/不被抑制$$

8.苏丹黑B染色（SBB）技术原理

苏丹黑B染色法。苏丹黑色素溶解于脂类使其着色。

9.α-丁酸萘酚酯酶染色（NBE）技术原理

偶氮偶联法。

$$\alpha\text{-丁酸萘酚} \xrightarrow{\alpha\text{-丁酸萘酚酯酶}} \alpha\text{-萘酚}+\text{重氮盐}$$
→ 不溶性有色沉淀

10.酸性磷酸酶染色（ACP）技术原理

偶氮偶联法。

$$\text{磷酸萘酚AS-BI} \xrightarrow{\text{酸性磷酸酶}} \text{萘酚AS-BI}+$$
$$\text{重氮盐} \xrightarrow{L^{(+)}\text{酒石酸}} \text{不溶性有色沉淀被抑制/不被抑制}$$

11.抗酒石酸酸性磷酸酶染色（TRAP）技术原理

偶氮偶联法。

$$\text{磷酸萘酚AS-BI} \xrightarrow{\text{酸性磷酸酶}} \text{萘酚AS-BI}+$$
$$\text{重氮盐} \xrightarrow{L^{(+)}\text{酒石酸}} \text{不溶性有色沉淀被抑制/不被抑制}$$

12.骨髓涂片免疫组化CD41染色技术原理

碱性磷酸酶标记的链霉卵白素-生物素法。

细胞CD_{41}抗原 → 生物素标记的CD_{41}一抗 → 碱性磷酸酶标记的链霉卵白素二抗 → 底物显色 → 细胞核复染显色

（三）操作流程

1.铁染色（Fe）操作流程

Fe染色操作流程见图1。

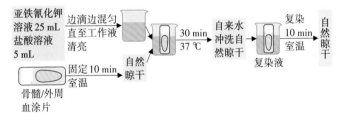

图1 Fe染色标准操作流程图

2.中性粒细胞碱性磷酸酶染色（NAP）操作流程

NAP染色操作流程见图2。

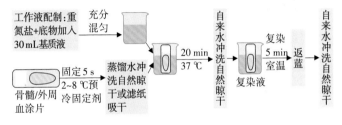

图2 NAP染色标准操作流程图

3.过碘酸希夫染色（PAS）操作流程

PAS染色操作流程见图3。

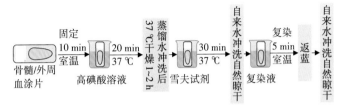

图3 PAS染色标准操作流程图

4.髓过氧化物酶染色（MPO）操作流程

MPO染色操作流程见图4。

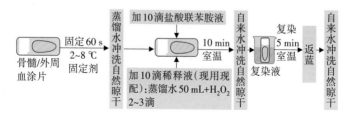

图4　MPO染色标准操作流程图

5.氯乙酸AS-D萘酚酯酶染色（CE）操作流程

CE染色操作流程见图5。

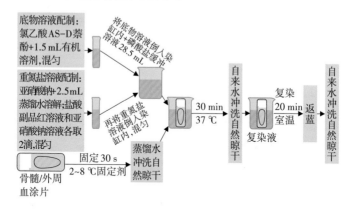

图5　CE染色标准操作流程图

6.醋酸萘酚酯酶染色（NAE）操作流程

NAE染色操作流程见图6。

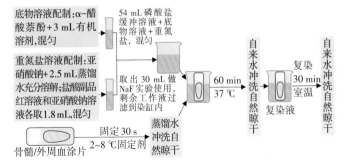

图6　NAE 染色标准操作流程图

7.醋酸萘酚酯酶+氟化钠抑制试验（NAE+NaF）操作流程

NAE+NaF 染色操作流程见图7。

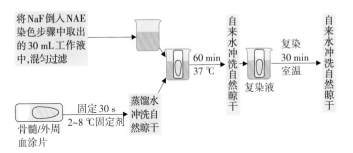

图7　NAE+NaF 抑制试验标准操作流程图

8.苏丹黑B染色（SBB）操作流程

SBB 染色操作流程见图8。

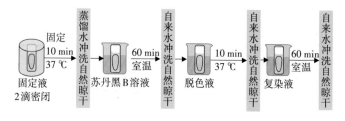

图 8　SBB 染色标准操作流程图

9.α-丁酸萘酚酯酶染色（NBE）操作流程

NBE 染色操作流程见图 9。

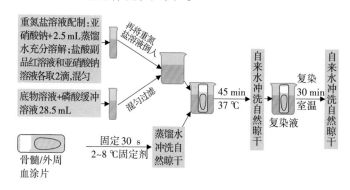

图 9　NBE 染色标准操作流程图

10.酸性磷酸酶染色（ACP）操作流程

ACP 染色操作流程见图 10。

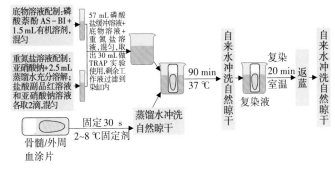

图 10　ACP 染色标准操作流程图

11. 抗酒石酸酸性磷酸酶染色（TRAP）操作流程

TRAP 染色操作流程见图 11。

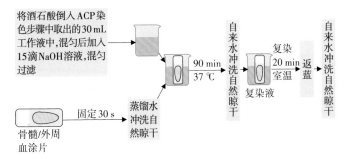

图 11　TRAP 染色标准操作流程图

12. 骨髓涂片免疫组化 CD41 染色操作流程

CD41 染色操作流程见图 12。

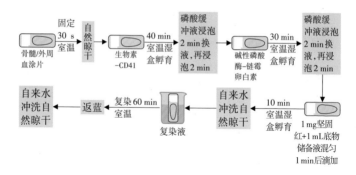

图12　CD41染色标准操作流程图

（四）质量控制

对细胞化学染色的质量控制，应先保证操作人员、设施环境、试验方法、仪器设备检定和校准、样品及试剂管理验收等达到质量管理要求，实验过程中也应进行质控。

1.室内质控

（1）对每一定性试验、每一分析批次均应包括一个阴性和一个阳性质控品，对于需分析阳性指数的试验，应包括阴性和具有阳性指数分级的质控品。

（2）对适合样品保存项目，可用留样再测方法进行质量控制。也可用同一份样品进行人员比对、不同方法及不同仪器间比对。

（3）定期进行人员检测能力室内质控。对定性实验结果，可将参加质控人员的结果与实际结果进行比较，如两者相同则结果可接受；如不同，则由实验室负责人判定是否失控以及分析失控原因。

2.室间质评

（1）每年参加能力验证或室间质评，结论报告应能达到"满意"。若不能覆盖所开展检测项目，可采用实验室间比对方式进行质控，应与同级或更高级别实验室进行，定性结论报告应达完全一致，需分析指数的试验项目，结论报告应达到平均指数的±10%范围内。

（2）若出现不满意或超出范围情况，应采取适当纠正/预防措施，分析失控原因并纠正后，重新参加或组织室间质评活动，直至达到要求。

（五）适应证

1.铁染色

（1）报告结果解读：①细胞外铁：反应骨髓中以含铁血黄素形式存在的贮存铁，常按骨髓小粒含铁程度分为（-）～（++++）五个等级，参考区间为（+）～（++）。②细胞内铁：为幼红细胞合成血红蛋白时的利用形式，常计数100个有核红细胞计算胞质内含铁颗粒的幼红细胞的百分比，参考区间为27%~94%。③环形铁粒幼红细胞（ring sideroblast，RS细胞）：由于线粒体中铁异常沉积在幼红细胞的细胞核周围形成了一个环，常计数200个有核红细胞，计算RS细胞所占百分比。RS细胞判断标准：大于或等于5个颗粒，定位于核周区域或绕核大于或等于1/3。

（2）适应证：①可将细胞内外铁与血清铁等检测结果综合分析。细胞内外铁减低多见于缺铁性贫血（iron deficiency anemia，IDA）、钩虫病及少部分血小板低的患者（可能与患者近期持续失血有关）；再生障碍性贫血（aplastic anemia，AA）、巨幼细胞贫血（megaloblastic anemia，MA）、珠蛋白生成障碍性贫血、白血病、感染、多次输血等可导致铁负荷增高。细菌感染、结核、急性风湿热、慢性类风湿性关节炎或转移癌可导致血清铁降低但组织铁增加。自身免疫性溶血性贫血（autoimmune hemolytic anemia，AIHA）、慢性髓细胞性白血病（chronic myelogenous leukemia，CML）铁染色基本正常。②RS细胞占幼红细胞的百分比大于或等于15%，或具有SF3B1突变且RS细胞大于或等于5%是诊断骨髓增生异常综合征伴环形铁粒幼红细胞（myelodysplastic syndrome with ring sideroblasts，MDS-RS）的重要指标。

2.中性粒细胞碱性磷酸酶染色

（1）报告结果解读：①NAP阳性率：计数100个成熟中性粒细胞，其中阳性细胞的个数即为阳性率。参考区间：66.28±27.25%。②NAP阳性指数：按照NAP阳性颗粒占胞质面积的多少将其阳性程度分为（＋）~（＋＋＋＋）四个等级；计数100个成熟中性粒细胞，（＋）细胞数×1+（＋＋）细胞数×2+（＋＋＋）细胞数×3+（＋＋＋＋）细胞数×4的总和。参考区间：103.28±69.93%。

（2）适应证：碱性磷酸酶是一种非特异性磷酸单酯酶，中性粒细胞碱性磷酸酶是指在成熟中性粒细胞中存在的胞内水解酶，有20%分布在中性粒细胞胞膜中，80%分布在分泌囊泡腔侧，NAP活性在很大程度上可反映粒细胞成熟度及功能，用于血液病和感染性疾病临床诊断。

NAP活性明显升高，多见于严重细菌感染、类白血病反应、AA、急性淋巴细胞白血病（acute lymphoblastic leukemia，ALL）、慢性淋巴细胞白血病（chronic lymphocytic leukemia，CLL）、真性红细胞增多症（polycythemia vera，PV）、多发性骨髓瘤（multiple myeloma，MM）等疾病。或处于应激状态、妊娠3个月以上，NAP

活性会明显升高。NAP 活性明显降低，多见于病毒感染、CML、阵发性睡眠性血红蛋白尿（paroxysmal nocturnal hemoglobinuria，PNH）等疾病。

3.其他细胞化学染色的综合应用

伴随临床检验技术的不断进步及化学检验试剂种类不断丰富，现阶段已有多种方法可用于血细胞化学染色检验，且检验结果准确性明显提高。MPO 染色、CE 染色、PAS 染色，NAE 染色以及 NaF 抑制实验等多种细胞化学染色的联用可辅助急性白血病分型。

（1）MPO 主要位于粒细胞核膜，内质网、高尔基体和颗粒中，是粒系细胞的标志物。从原粒细胞开始出现阳性并随细胞成熟逐渐变强，单核系中也含有此酶，但活性明显低于粒系，因此，基于阳性反应物特点不同，MPO 可用于粒系和单核系细胞的鉴别。淋系细胞 MPO 为阴性，MPO 可用于 ALL 和急性髓系白血病（acute myeloid leukaemia，AML）的鉴别，但少数 AML 的 MPO 可为阴性，所以对急性白血病分型时必须结合其他细胞化学染色项目综合分析。

（2）SBB 染色的应用通常与 MPO 一致，灵敏度较强，但特异性不强。

（3）CE常被作为粒细胞和肥大细胞的标志酶，在少数分化好的早幼粒细胞至成熟中性粒细胞阶段呈阳性反应，原粒细胞多为阴性反应，CE对原粒细胞的敏感性不如MPO强。原、幼单核细胞部分可见弱阳性、少部分可见强阳性反应。CE对原、幼单核细胞阳性明显高于原粒细胞，所以CE被作为粒细胞标志酶值得商榷。

（4）PAS染色，正常人幼红细胞PAS为阴性，幼红细胞在疾病状态时可呈弱阳性（MA、AIHA、ITP、CLL）或强阳性（AML、MDS、IDA、重型地中海贫血）。PAS阳性反应物在粒系呈细小颗粒均匀紫红色；单核系呈细颗粒弥散状、中粗颗粒常位于胞浆边缘；淋系呈细颗粒、中粗颗粒散在分布，部分原、幼淋巴细胞呈珠状、块状反应。根据PAS染色阳性反应物特点不同，结合其他细胞化学染色结果可辅助诊断急性白血病的类型。

（5）NAE染色常与NaF抑制实验联合用于单核细胞鉴别。由于NAE在粒系和单核系都存在，但粒系常对NaF不抑制，而单核系对NaF抑制，因此可据此用于粒系和单核系的鉴别。但此酶特异性不强，单独凭其来鉴别单核细胞白血病具有一定局限性，需综合其他细胞化学染色。NBE染色临床应用与NAE染色一致，但敏感性低，特异性高。

（6）ACP染色常与TRAP染色联合用于毛细胞白血病诊断。几乎大部分细胞可被L$^{(+)}$酒石酸抑制，呈阴性；而毛细胞白血病细胞不被抑制，呈阳性。

4.骨髓涂片免疫组化CD41染色

（1）报告结果解读：全片计数巨核细胞并进行分类，巨核细胞的细胞化学分类标准：正常巨核细胞（胞体大于40 μm），双核巨核细胞（胞体大于40 μm），多核巨核细胞（胞体大于40 μm），大单元核小巨核细胞（胞体25~40 μm），单元核小巨核细胞（胞体12~25 μm），双元核小巨核细胞（胞体12~40 μm），多元核小巨核细胞（胞体12~40 μm），淋巴样小巨核细胞（胞体小于12 μm）。

（2）适应证：CD41染色主要联合其他细胞化学染色来诊断急性巨核细胞白血病，需计数100个有核细胞，评估原巨核细胞所占比例；另外，识别发育异常巨核细胞和微小巨核细胞对MDS诊断具有重要意义。

三、组织形态学

（一）历史沿革

18世纪中期，Morgagni通过700多例尸体解剖创立了器官病理学，由此奠定了医学及病理学发展基础；之后，法国Bichat教授应用物理、化学方法，对病变组织进行处理、分析，开创了组织病理学；到19世纪中叶，Rudolf借助显微镜对病变组织进行进一步观察，创立了对现代病理学具有深远意义的细胞病理学。1903年，Pianese等首先报道了在股骨进行骨髓活检穿刺技术，是最早建立的骨髓活检方法，但该部位取材操作极为不便，对患者损伤也较大，随后又有报道在胫骨上1/3处取骨髓活检，此部位虽然取材方便，但不能反映正常造血基本情况，随后发现在髂后或髂前上棘进行骨髓活检，标本更易获取且能反映患者造血情况，故髂后和髂前上棘逐渐代替其他部位成为骨髓活检的常规取材部位。我国是从20世纪50年代开始才将骨髓活检病理逐步建立并用于临床。经传统福尔马林固定、石蜡包埋、苏木精-伊红（HE）染色后的骨髓活检切片，由于前期高温浸蜡等原因可使细胞发生一定程度收缩，导致细胞胞质颗粒和胞核染色质等细微结构显示不清，进而无法理想地观察各系、各阶段细胞间的形态差异，使骨髓活检在血液病诊断中受到一定限制。1971年Burkhardt等率先报道骨髓活检塑料包埋技术，塑料包埋切片细胞收缩小，胞质、胞核细微结构显示清晰，更利于病理形态学诊断，在当时曾对骨髓活检形态学评估和临床应用起到一定促进作用，但骨髓活检塑料包埋切片免疫组化染色质量不稳定，因此，随着免疫组化技术的发展及其在临床的广泛应用，塑料包埋技术逐渐退出历史舞台，目前，传统石蜡包埋切片、HE染色仍是骨髓活检病理诊断的标准方法。

虽然传统形态学观察仍是病理诊断和研究的主要方法，但仅局限于显微镜下的形态观察已无法适应现代医学发展需求，从上世纪60年代开始，免疫学、细胞生物学、分子生物学及遗传学等现代技术飞速发展并逐渐广泛应用于病理诊断。20世纪70年代，以免疫酶标为标志的免疫组化技术问世，因其具有特异、敏感和操作简便等特点，很快风靡全世界生物医学领域，使病理学诊断和研究取得了突飞猛进的发展，至今仍是疾病病理诊断、提示预后的重要检测技术。原位杂交技术（in situ hybridization，ISH）是一门由分子生物学、组织化学及细胞学相结合而产生的新兴技术，1969年Gall等首次使用爪蟾核糖体基因探针与其卵母细胞杂交，对基因行定位检测，同时Buongiorno—Nardelli和Amaldi等（1970

年）也先后相继利用同位素标记核酸探针进行了细胞或组织基因定位，从而创建了原位杂交技术；此后，随着分子生物学技术迅猛发展，特别是20世纪70年代末到80年代初，分子克隆、质粒和噬菌体DNA构建成功，为原位杂交技术发展奠定了深厚技术基础。上述病理诊断技术发展和应用，使得疾病的发生、发展和转化规律可从蛋白质、mRNA和DNA等不同维度来揭示，对疾病认识也从蛋白水平深入到分子水平。

（二）技术原理

1.苏木精-伊红染色（HE染色）

HE染色属化学染色法。其中苏木精为碱性染料，易与细胞核内染色质和透明软骨基质等嗜碱性物质结合显紫色，再经分化和返蓝处理显蓝色；伊红为酸性染料，易与细胞质内蛋白质和某些细胞外基质等嗜酸性物质结合显红色。HE染色是病理学最基本、最常规染色方法，用于观察细胞形态及组织结构。

2.组织化学染色

组织化学染色是应用某些可与组织或细胞内化学成分特异性结合的显色剂，通过物理吸附、渗透或化学结合的机理，进而显示组织和细胞中某些特定物质的染色方法，用于疾病辅助诊断。

3.免疫组织化学染色

免疫组织化学染色简称免疫组化（immunohisto-chemistry，IHC），是利用抗原-抗体特异性结合原理，用已知抗体结合组织中特定抗原，并以酶催化底物显色方式，对待检细胞或结构进行定位、定性及半定量，用于确定细胞系列及分化阶段、瘤细胞免疫分型、提示预后等。

4.原位杂交

原位杂交技术（in situ hybridization，ISH）是用标记的已知核酸碱基序列作为探针，与组织细胞内待测核酸片段杂交，通过识别和显色探针，检测和定位待测DNA或mRNA。其本质是分子生物学技术与免疫组化染色技术的整合，是一项简单且灵敏的技术。血液病理诊断中ISH技术最常用于检测EBER、Kappa和Lambda轻链等。

（三）操作流程

1.标本采集

血液病理标本类型有骨髓活检、骨髓液凝块（clot）、淋巴结活检、结外器官或组织切除活检、淋巴结或结外器官/组织钳夹或空心针穿刺活检、淋巴结或结外器官/组织穿刺细胞学标本、体液细胞学标本及新鲜或冷冻标本等。病理检查申请单应标注送检标本类型（如淋巴结、骨髓活检、骨髓液等）、标本件数、取材部位（如右侧颈部、左侧腋窝、髂后上棘等）及是否为传染性标本等信息，以供病理医生了解及参考。

（1）骨髓活检：活检部位可选髂后上棘或髂前上棘，首选髂后上棘，参照骨髓活检穿刺术标准操作规程进行取材。胸骨不宜做骨髓活检。骨髓活检理想的长度应大于或等于1.5 cm，至少包括10个骨小梁间区；合格的长度应大于或等于1.0 cm，至少包括5~6个骨小梁间区。

（2）骨髓印片：将取出的新鲜骨髓活检组织上附着的血轻轻擦去，用清洁玻片轻触活检标本或将标本在切片上轻轻滚动。注意手法稳固，避免组织挤压、破碎或失落标本。

（3）骨髓液凝块：穿刺部位可选髂后上棘、髂前上棘或胸骨，首选髂后上棘，参照骨髓穿刺术标准操作规程进行取材，抽取1 mL左右的骨髓液。获得的骨髓液自然凝固后，弃上清，将骨髓液凝块切成2~3 mm厚的薄片进行固定、包埋切片等处理。

（4）淋巴结活检：应选择最具代表性的肿大淋巴结行完整切除或部分切除活检（短径大于1.5 cm）。有多处淋巴结肿大者，宜优先选择颈部、腋下淋巴结等（非腹股沟部位）切检。

（5）结外器官/组织切除标本：宜参照相应器官、组织标本的处理原则进行处理。

（6）淋巴结或结外器官、软组织空心针穿刺活检标本：不推荐空心针穿刺样本作为淋巴增殖性疾病诊断、分型的首选方法。当穿刺标本怀疑淋巴组织肿瘤时，应建议再行病变组织完整切除或部分切取活检进一步明确诊断。对难以获得切除活检标本者，也可选择空心针穿刺或内镜等方法获得小块组织标本用于病理检查，多数也可满足诊断需求，但建议尽量结合其他多种辅助检查结果综合分析、判断。

（7）穿刺细胞学标本：具有明显体腔积液或非实体淋巴瘤患者，细胞学检查也可提示甚至确诊淋巴增殖性疾病，但常建议结合其他辅助检查结果，如流式细胞学、免疫组化等，对于富含细胞的体液标本宜制备细胞块进行诊断。

（8）手术中冷冻检查标本：不应采用手术中冷冻切片进行淋巴组织肿瘤的病理诊断与分型。若术中冷冻切片病理检查考虑为淋巴增殖性疾病，应告知临床医师，并建议临床再取适量组织用于常规病理检查与诊断。

2.标本制备

（1）取材：①骨髓：骨髓活检标本为小组织，应全部取材并记录组织条数、大小、颜色、质地等。若组织过小，为防止组织漏出包埋盒，需用滤纸包裹后放入。②淋巴结：基本操作流程：a.大体描述；b.沿其长轴最大面剖开（直径小于1 cm淋巴结）或垂直长轴均匀切成2~3 mm薄片（较大淋巴结）；c.制备印片（可选）；d.取最大切面1~2片浸入10%中性福尔马林液固定。必要时，可全部取材并固定包埋。组织足够时，根据诊断需要切取适量新鲜组织送流式细胞学、细胞遗传学及分子生物学等检测或留存。若为粗针穿刺组织，在测量大小及大体描述后，应全部取材。如需送其他辅助诊断检查（如流式细胞学、细胞遗传学、分子生物学等），建议再取适量组织另送。③脾脏：基本操作流程：a.大体描述；b.沿其长轴剖开，均匀切成2~3 mm薄片；c.制备印片（可选）；d.在脾脏上、下、左、右各极和中央分别取材，若有肉眼可见组织改变，也要单独取材；e.10% 中性福尔马林固定。据诊断需求切取适量新鲜组织送流式细胞学、细胞遗传学和分子生物学等检测。

（2）固定：骨髓活检组织使用15%酒精福尔马林固定液固定，其对细胞核固定优于中性缓冲福尔马林固定液；非骨髓活检标本建议使用10%中性缓冲福尔马林固定液。所有活检标本均应在离体后30 min内固定；若有其他检测需求，应将标本完整送至病理科，由病理医生大体诊断后再取材送检；固定液体积应为组织体积10倍以上，固定时间6~48 h。15%酒精福尔马林固定液配制方法：以100 mL为例，15 mL 40%甲醛溶液与85 mL 95%乙醇溶液混匀。

（3）脱钙：常用脱钙液包括无机酸脱钙液、有机酸脱钙液、混合酸脱钙液及螯合剂脱钙液等。其中螯合剂脱钙液（多为EDTA）对组织抗原保存最佳，但由于脱钙时间长，需数天甚至数周，不适用于临床病理诊断。综合脱钙性能、脱钙时间及脱钙液对其他检测项目影响程度，推荐使用盐酸甲酸混合脱钙液（配制方法：以100 mL为例，8 mL浓盐酸溶液、12 mL甲酸溶液和80 mL去离子水混匀）。各实验室也可根据试验需求及自身经验等配置适合本实验室的脱钙液，建立相应脱钙程序。

脱钙时间0.5~3 h，以镊子轻夹或弯曲骨髓标本，组织无明显硬度且略有弹性及韧性，即为脱钙完全。应对单个组织判断脱钙终点，避免过度脱钙影响免疫组化及分子病理检测。脱钙后标本缓慢流水冲洗30 min以上，以保证组织无酸溶液残留。

（4）脱水：各实验室应据组织类型、组织大小不同设置不同脱水程序，避免脱水不足或脱水过度。

（5）包埋：建议使用石蜡包埋。尽管骨髓活检组织可用塑料包埋，但经包埋后组织细胞易丢失抗原活性，影响免疫组化结果，骨髓活检应将石蜡包埋作为标准方法。

（6）切片：推荐常规进行薄切片，厚度为3 μm。另外，根据不同染色项目，按相应要求进行不同厚度的连续切片。

（7）烤片：烤片温度为60℃（烤片机）或65℃（烤箱），烤片时间0.5~1 h（HE及组织化学染色切片）或1.5~2 h（免疫组化及原位杂交染色切片）。

3.HE染色

（1）试剂：苏木精染液、分化液、返蓝液、伊红染液。

（2）操作流程：见图13。

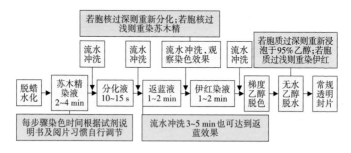

图13　HE染色操作流程

（3）结果判读：胞核蓝色，结构清晰，胞质呈不同程度红色。红蓝对比鲜明，背景干净无杂质。

4.组织化学染色

（1）过碘酸–希夫染色（periodic acid schiff stain, PAS染色）

1）技术原理：过碘酸是一种强氧化剂，可将糖类及有关物质中的羟基氧化成醛基，无色品红与醛基结合形成紫红色品红化合物，可显示糖原及其他多糖物质。

2）试剂：1%过碘酸溶液、希夫液、苏木精染液、返蓝液。

3）操作流程：见图14。

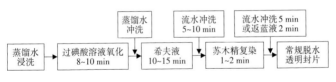

图14　PAS染色操作流程

4）结果判读：细胞内糖原、中性黏多糖及其他PAS反应阳性物质呈紫红色，胞核呈蓝色。在正常骨髓中，髓系细胞及巨核细胞胞浆阳性，红系细胞及淋巴细胞胞浆阴性。此外，脂质贮积病时，吞噬脂质的组织细胞阳性；某些转移癌细胞胞浆阳性。

（2）网状纤维染色

1）技术原理：采用Gomori银氨法。网状纤维是一种结缔组织纤维，交错排列形成网状，主要由胶原蛋白构成，其可吸附氨银液中银氨化合物，经甲醛还原形成黑色的金属银沉淀沉积于组织内及其表面，滴加氯化金后可将网状纤维清晰地呈现出来。

2）试剂：0.5%酸性高锰酸钾溶液、2%草酸溶液、2.5%硫酸铁铵溶液、氨银液、20%甲醛溶液、0.2%氯化金溶液。

氨银液配制方法：将10%硝酸银溶液和10%氢氧化

钾溶液以4∶1比例混合，出现灰黑色海藻样沉淀后，弃上清，将沉淀物用去离子水洗至仅残留少许漂浮沉渣，加去离子水至初始体积；滴加氨水并持续搅拌，直至沉淀基本溶解；滴加10%硝酸银溶液并搅拌，直至液体呈泥汤样但无沉淀；再次滴加浓氨水直至溶液清亮。去离子水稀释4~6倍后4℃避光保存备用。

3）操作流程：见图15。

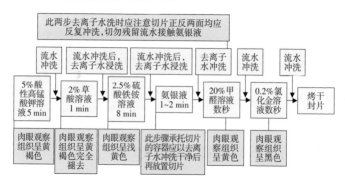

图15　网状纤维染色操作流程

4）结果判读：网状纤维呈黑色，状如发丝，细胞膜呈黑色，骨小梁呈砖红色，背景干净无杂质。在正常骨髓中可见少量疏松的网状纤维，主要分布于血管及骨小梁周围，此区域可以作为内对照来评估网状纤维染色效果是否合格，但在评估患者骨髓网状纤维染色结果时，应避开这两个区域，选择造血组织所在的区域进行评估。

根据网状纤维增生程度分为0~3级（表1）。若网状纤维分布不均匀，最高级别区域面积大于或等于30%时，以最高级别进行定级，如果最高级别区域面积不足30%，则分级就低不就高。

表1　网状纤维染色分级标准

分级	分级标准
MF-0级	散在的线状网状纤维,无交叉,见于正常骨髓
MF-1级	网状纤维形成疏松的网格结构,有许多交叉,以血管周围更明显
MF-2级	网状纤维弥漫增生且密集分布,出现广泛交叉,偶见局灶粗纤维束,多伴随胶原增生和/或局灶骨硬化
MF-3级	网状纤维弥漫且致密增生,有广泛交叉和粗大胶原纤维束,通常伴有骨硬化

（3）胶原纤维染色

1）技术原理：采用Masson三色法。利用组织疏密程度不同导致渗透性差异，选择分子大小不同阴离子染料与之结合。胶原纤维结构疏松、渗透性高，可被大分子染料如苯胺蓝或亮绿染成蓝色或绿色；肌纤维结构致密、渗透性低，可被小分子染料酸性品红和丽春红染成红色；铁苏木素将胞核染成蓝褐色。三种颜色对比鲜明。

2）试剂：铁苏木素、丽春红酸性品红液、2%苯胺蓝溶液或亮绿溶液、1%磷钼酸水溶液、1%冰醋酸溶液。

3）操作流程：见图16。

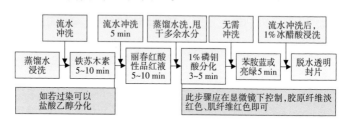

图16　胶原纤维染色操作流程

4）结果判读：细胞核呈蓝褐色，胶原纤维、软骨呈蓝色（苯胺蓝）或绿色（亮绿），胞质、肌纤维和红细胞呈红色。当网状纤维染色评级为MF-2级或MF-3级时，建议再行胶原纤维染色，评估骨髓中胶原纤维的增生情况并分级（表2）。

表2　胶原纤维分级标准

分级	分级标准
0级	仅血管周围存在少量胶原纤维
1级	局灶骨小梁旁或中心区域出现胶原纤维且未连接成网
2级	骨小梁旁或中心区域出现局灶连接成网的胶原纤维或骨小梁旁广泛的胶原纤维增生
3级	骨髓中大于或等于30%的造血组织中出现弥漫且广泛连接成网的胶原纤维

（4）铁染色

1）技术原理：采用亚铁氰化钾法。利用稀盐酸将三价铁从蛋白质中分离出来，与亚铁氰化钾发生普鲁士蓝反应，生成蓝色的亚铁氰化铁沉淀，定位于含铁部位。

2）试剂：4%亚铁氰化钾、4%盐酸、1%核固红。

3）操作流程：见图17。

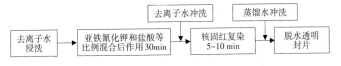

图17 铁染色操作流程

4）结果判读：含铁血黄素呈蓝色，细胞核呈红色。骨髓活检铁染色结果可分为5级，见表3。

表3 骨髓活检铁染色分级标准

级别	标准
–	阴性。无蓝色物质
+	偶见巨噬细胞胞质内蓝色(细颗粒)物质
++	巨噬细胞胞质内及骨髓间质中散在蓝色粗颗粒物
+++	巨噬细胞胞质内及骨髓间质中可见蓝色粗颗粒,偶见中等块状物
++++	巨噬细胞胞质内及骨髓间质中较多大小不等蓝色块状物

（5）刚果红染色

1）技术原理：刚果红是一种分子为长线状偶氮染料，对淀粉样物质有选择性亲和力，形成的红色复合物平行地附着在淀粉样物质的纤维上，在偏光显微镜下呈特征性苹果绿色双折光性。

2）试剂：甲醇刚果红染液；碱性乙醇分化液；苏木精染液。

3）操作流程：见图18。

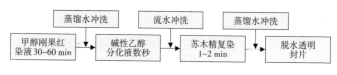

图18 刚果红染色操作流程

4）结果判读：明视野显微镜下，淀粉样物质、胶原蛋白等纤维物质呈粉橙色，细胞核呈蓝色；在偏光显微镜下，淀粉样物质呈苹果绿色。

（6）甲苯胺蓝染色

1）技术原理：甲苯胺蓝是一种人工合成的碱性染料，可与嗜碱性物质结合呈蓝色。肥大细胞胞质中含有大量由肝磷脂和组胺组成的异染性颗粒，甲苯胺蓝着色后呈紫红色。

2）试剂：0.5%甲苯胺蓝溶液、0.5%冰乙酸。

3）操作流程：见图19。

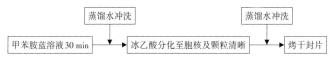

图19　甲苯胺蓝染色操作流程

4）结果判读：肥大细胞胞质颗粒呈紫红色，细胞核呈蓝色。

5.免疫组化染色

（1）试剂：①第一抗体试剂：首选单克隆抗体。②第二抗体聚合物：应与一抗试剂匹配。③3%过氧化氢溶液④修复液：pH6.0柠檬酸钠，pH8.0 EDTA，pH9.0 EDTA等。⑤显色液：多为DAB显色液。⑥清洗缓冲液：磷酸盐缓冲液（PBS缓冲液）。⑦其他：苏木精染液，返蓝液，二甲苯，乙醇。

（2）操作流程：见图20。

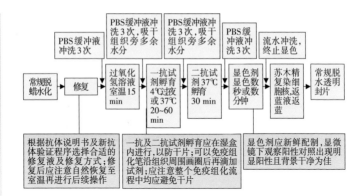

图20　免疫组化染色操作流程

（3）结果判读：根据标记的一抗不同，阳性信号为表达于细胞膜、细胞质和/或细胞核的棕黄色（显色液为DAB等）或红色（显色液为快红等）等。各系列、各阶段正常细胞常用免疫组化标记见表4。不同疾病免疫组化抗体组合见表5。

表4　各系别、各阶段正常细胞常用免疫组化标记

细胞	相关抗体
白细胞共同抗原	CD45
前体/幼稚细胞	CD34、CD38、CD117、TDT、CD99、CD1a
B细胞	CD19、CD20、CD22、CD79a、PAX5、IgM、IgD、Kappa、Lambda、BOB1、OCT2
浆细胞	CD19、CD38、CD138、MUM1、VS38c、Kappa、Lambda

细胞	相关抗体
T细胞	CD2、CD3、CD4、CD8、CD5、CD7、CD57、CD43、TCRβF1、TIA1、GranzymeB、Perforin
NK细胞	CD3ε、CD2、CD7、CD56、TIA1、GranzymeB、Perforin
髓系细胞	—
粒系细胞	MPO、CD13、CD15、CD33
单核/组织细胞	lysozyme、CD4、CD14、CD11c、CD13、CD33、CD68、CD163
肥大细胞	CD117、tryptase、CD68
红系细胞	CD71、CD235a（GPA）、CD235c（GPC）、E-cadherin、hemoglobin A
巨核细胞	CD42b、CD61、CD31、Factor Ⅷ

表5　不同疾病免疫组化抗体组合

疾病	推荐抗体组合（括号内为可选项目）	
	骨髓活检	髓外组织
良性血液系统疾病	CD34、CD117、MPO、lysozyme、CD42b / CD61、CD20、CD3；（E-cadherin、GPA）	—
急性白血病	CD34、CD117、TDT、MPO、lysozyme、CD42b/CD61、CD19、CD3；（CD10、CD99、CD1a、E-cadherin）	CD34、CD117、TDT、MPO、lysozyme、CD19、CD3、Ki67；（CD10、CD99、CD1a、CD68、CD42b / CD61、E-cadherin、GPA）

疾病	推荐抗体组合（括号内为可选项目）	
	骨髓活检	髓外组织
骨髓增生异常综合征、骨髓增殖性肿瘤及骨髓增生异常/骨髓增殖性肿瘤	CD34、CD117、MPO、ly-sozyme、CD42b/CD61、E-cadherin、CD20、CD3	CD34、CD117、MPO、lysozyme、CD20、CD3、Ki67；（CD42b/CD61、E-cadherin、GPA）
肥大细胞增生症	CD117、tryptase、MPO、CD2、CD25、CD30；（CD68）	CD117、tryptase、MPO、CD2、CD25、CD30、Ki67；（CD68）
小 B 细胞淋巴瘤	—	—
慢性淋巴细胞白血病/小淋巴细胞淋巴瘤	CD20、PAX5、CD3、CD5、CD10、CD23、cy-clin D1；（LEF1、CD38、ZAP70）	CD20、PAX5、CD3、CD5、CD10、CD23、cyclin D1、CD21、Ki67；（LEF1、CD43、CD38、ZAP70）
套细胞淋巴瘤	CD20、PAX5、CD3、CD5、CD10、CD23、cy-clin D1；（SOX11）	CD20、PAX5、CD3、CD5、CD10、CD23、cyclin D1、CD21、Ki67；（SOX11、CD43）
滤泡性淋巴瘤	CD20、PAX5、CD3、CD5、CD10、CD23、cy-clin D1、BCL6、BCL2；（LMO2）	CD20、PAX5、CD3、CD5、CD21、CD23、CD10、BCL6、BCL2、Ki67；（LMO2、CD43、cyclin D1）

疾病	推荐抗体组合（括号内为可选项目）	
	骨髓活检	髓外组织
边缘区淋巴瘤	CD20、PAX5、CD3、CD5、CD10、CD23、cyclin D1；（CD138、Kappa、Lambda）	CD20、PAX5、CD3、CD5、CD10、CD23、cyclin D1、CD21、Ki67；（MNDA、BCL6、CD43、CD138、Kappa、Lambda）
淋巴浆细胞淋巴瘤	CD20、PAX5、CD3、CD5、CD10、CD23、cyclin D1、CD138、Kappa、Lambda；（CD117）	CD20、PAX5、CD3、CD5、CD10、CD23、cyclin D1、CD21、Ki67、CD138、Kappa、Lambda；（BCL6、CD43、CD117）
毛细胞白血病	CD3、CD20、CD103、CD25、CD11c、CD123、AnnexinA1、CD10、CD5；（cyclin D1）	CD3、CD20、CD103、CD25、CD11c、CD123、AnnexinA1、Ki67、CD5、CD10；（cyclin D1）
侵袭性B细胞淋巴瘤	CD20、PAX5、CD3、CD5、CD10、BCL6、MUM1、MYC、BCL2；（CD30、P53）	CD20、PAX5、CD3、CD5、CD21、Ki67、CD10、BCL6、MUM1、BCL2、MYC；（CD30、CD23、P53、CD138、EBER[a]）
浆细胞肿瘤	CD38、CD138、CD56、Kappa、Lambda；（CD19、BCMA、cyclin D1、CD117、CD20、CD3）	CD38、CD138、Kappa、Lambda、Ki67；（CD56、CD19、cyclin D1、CD117、CD20、CD3）

疾病	推荐抗体组合（括号内为可选项目）	
	骨髓活检	髓外组织
T/NK细胞淋巴瘤	CD20、CD3/CD3ε、CD5、CD4、CD8、CD56、CD30；(CD2、CD7、CD57、TIA1、GranzymeB、Perforin、ALK)	CD20、CD3/CD3ε、CD5、CD56、Ki67、CD21、CD4、CD8、CD30、EBER[a]；(CD23、CD2、CD7、CD10、CXCL13、BCL6、PD1、ICOS、TIA1、GranzymeB、Perforin、ALK)
霍奇金淋巴瘤	CD30、CD15、CD20、CD45、PAX5、Ki67、EBER[a]；(Fascin、OCT2、BOB1、CD19、CD22、CD79a、CD3、MUM1、EMA)	
滤泡树突状细胞肉瘤	CD21、CD23、CD35、CD68(PGM-1)、Ki67；(S100、CD1a、Langerin、CD45、EBER)	
Langerhans细胞组织细胞增生症	S100、CD1a、Langerin、Ki67；[CD45、CD68(PGM-1)、CD21]	

EBER[a]为EBV原位杂交。

6.原位杂交

（1）试剂：探针、第二抗体聚合物、蛋白酶、显色液、清洗缓冲液、苏木精染液、返蓝液、二甲苯、乙醇、特殊软胶。

（2）操作流程：见图21。

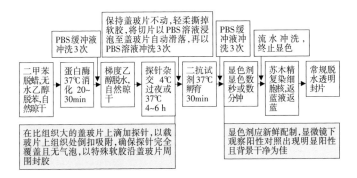

图21　原位杂交操作流程

（3）结果判读：在正常表达部位出现相应显色信号，可视为阳性。如DAB显色阳性信号为棕黄色；EB-ER原位杂交为细胞核阳性，Kappa和Lambda原位杂交为胞浆阳性。

7.质量控制

（1）性能验证：①开展新方法、使用新仪器及新试剂（抗体克隆号或供应商变更应视为新试剂）时应进行性能验证，合格后方可用于临床诊断。应选取至少10例阴性和10例阳性组织（包括弱阳性和阳性标本）进行验证，如为具有预测意义抗体（如CD20、CD30等）及探针应验证至少20例阳性组织（至少包括10例弱阳性组织）及20例阴性组织。②主要试剂、仪器、操作流程、人员及实验环境变化，如固定液、实验用水、组织处理仪改变或实验室搬迁后，应重新进行性能验证。每种染色项目应至少验证2例阳性组织及2例阴性组织。③如标本需经过脱钙处理，应验证脱钙程序对染色结果的影响，特别是具有预测意义的生物标志物。如无法确定脱钙程序对免疫组化等其他检测结果有无影响，则应在诊断报告中注明免责声明。④应每年或每半年对方法学的敏感性及特异性进行一次性能验证。

（2）室内质控：①对照设置：每批免疫组化染色切片均应设置阳性组织对照和阴性组织对照，阳性组织对照推荐选择弱阳性标本；非生物素法免疫组化可使用阴性试剂对照（即空白对照）代替阴性组织对照；阳性对照和阴性对照也可使用组织内对照的方法。每次染色结束后均应先评估阴、阳性对照及空白对照染色结果是否合格，若对照切片染色不合格则同批次其他免疫组化染色结果不可靠，应寻找失控原因并重新染色。EBER原位杂交、组织化学染色（如PAS、网状纤维、刚果红等染色）等检测项目也应设置阴、阳性对照，方法同免疫组化。②新批次试剂性能验证：新批次试剂在使用前，应行新、旧批次间试剂性能比对。同时用新批次试剂和旧批次试剂分别对1例阳性组织（推荐使用弱阳性对照）

和1例阴性组织进行染色，并比对染色结果是否一致，染色结果一致方可将新批次试剂用于临床诊断。③仪器及方法学比对：如果实验室同时使用两种及以上的仪器或方法对同一项目进行检测，则应至少每半年对不同仪器和不同方法之间进行一次比对，以确保染色结果的一致性。④人员比对：如果实验室由多个不同的技术人员进行相同的染色或检测，应对不同操作人员至少每半年进行一次比对，每次至少5份样本，以确保染色结果的一致性。

（3）室间质评：定期参加行业认可的外部质量评价计划或能力验证（proficiency testing，PT）活动，如国家病理质控中心、中国医疗器械行业协会病理专业委员会等。若上述机构提供的PT项目不能满足科室需要或不能覆盖所开展的检测项目，则应进行替代性评估（至少每半年一次），可通过与其他使用相同检测方法的同级别或更高级别实验室（如获得ISO15189认可或CAP认证的实验室）进行室间比对的方式，确定检测结果的准确性。室间质评结果应由实验室主任或指定人员及时评估，如结果不符合或不满意，应采取适当的纠正/预防措施。

（四）适应证

1.骨髓活检适应证

骨髓活检与骨髓涂片均属于骨髓形态学，骨髓涂片易于观察细胞形态和比例，而骨髓活检更善于观察骨髓组织结构、细胞定位等，二者观察内容各有侧重、互为补充。具体适应证见表6，两者比较见表7。

表6　骨髓活检的适应证

骨髓穿刺干抽或稀释,常见原因包括: 纤维化(如霍奇金淋巴瘤、毛细胞白血病、转移癌、骨髓纤维化等) 极度活跃骨髓(肿瘤细胞填塞式生长,例如急性白血病和淋巴瘤) 增生不良(如再生障碍性贫血)、针头穿破血管
疾病诊断 不明原因的发热 不明原因的血细胞减少或细胞增多 造血系统肿瘤的诊断 诊断肥大细胞增生症、淀粉样变性、脂质贮积病 脾大或其他器官肿大
疗效监测 化疗后或移植后的随访和骨髓评估
发现局灶病变 转移癌、淋巴瘤、肉芽肿等
恶性肿瘤的分期 淋巴瘤、转移癌
评估HIV及其他机会性感染

表7 骨髓活检与骨髓涂片的比较

项目	骨髓涂片	骨髓活检
观察内容侧重	细胞形态（粒系、红系、单核细胞） 细胞计数（尤其是原始细胞计数）	增生程度 组织结构与细胞分布 巨核细胞分布、数量、形态 非造血细胞（淋巴细胞、浆细胞等） 局灶性病变 纤维化等间质成分 骨结构
可行辅助检查	细胞化学染色 遗传学分析	免疫组化 组织化学染色（如网状纤维染色）
疾病诊断优势	急性白血病、骨髓增生异常综合征、骨髓增生异常/骨髓增殖性肿瘤、巨幼细胞性贫血、缺铁性贫血等	再生障碍性贫血、淋巴瘤、骨髓增殖性肿瘤、转移瘤、骨髓纤维化等

2.免疫组化的临床应用

（1）免疫组化的临床应用：①判断良恶性：对于B细胞或浆细胞病变，可通过检测免疫球蛋白轻链Kappa和lambda有无限制性表达以区分良恶性。②确定细胞的系列和阶段：通过特定抗体标记细胞内相应的抗原成分，对细胞系列和分化程度进行判断。③疾病诊断、分型及鉴别诊断：通过一系列抗体组合的检测用于明确诊断疾病类型。④评估疗效及预后：对于治疗后标本进行相应的免疫组化标记来辅助判断肿瘤是否残留及复发。⑤提示分子遗传学改变：某些免疫标记异常表达或表达缺失，如 P53、cyclin D1、ALK 等，可间接提示基因水平可能存在异常。⑥指导治疗：目前许多新药以肿瘤细胞表面抗原为治疗靶点（如 CD20、CD30、CD38、CD19、CD22 等），可以通过免疫组化对相应的肿瘤标志物进行检测，为临床靶向或免疫治疗提供参考依据。

（2）免疫组化与流式细胞学检测方法比较（表8）：免疫组化与流式细胞学检测方法作为常用的两种免疫表型检测方法，各有优缺点。

表8 免疫组化与流式细胞学检测方法的比较

	免疫组化	流式细胞学
标本类型	固定组织	新鲜组织
抗体种类	较少	较多
区分胞膜与胞质阳性	不能	可以
核抗体的检测	良好	较差,需要破膜处理
单个细胞进行多参数检测	不可以,最多两种（双染）	可以
结合形态学	可以	不可以
可检测的细胞类型	各种细胞均可检测	胞体较大的肿瘤细胞、浆细胞等在前期处理时容易被破坏,导致检出率低

	免疫组化	流式细胞学
对未知细胞的检测	容易,结合形态进行鉴别	困难
定量	粗略	准确
回顾性分析	可以,无需重新取材	不可以,需重新取材
微小残留检测	不能	能
血液肿瘤诊断优势	淋巴瘤、骨髓瘤、部分急性白血病等	急性白血病、部分淋巴瘤、MDS、骨髓瘤等
检测周期	12~24 h	3~6 h

3.特殊染色的临床应用

（1）PAS染色的临床应用：①评估粒系/红系比例：在骨髓中，髓系细胞因其胞质含大量消化酶，PAS染色呈阳性反应，而正常红系各阶段细胞胞质内均不含多糖成分，PAS呈阴性，因此，可利用PAS染色区分粒系、红系细胞，易于观察粒、红系细胞的分布模式及粗略评估粒/红比例。②突出显示巨核细胞：巨核细胞因胞浆内的α颗粒中含有大量糖化修饰的蛋白，被PAS染成紫红色，易于对巨核细胞的数量、分布及形态学特点进行评估。③突出显示异常细胞：在转移性腺癌、真菌感染及脂质贮积病时，癌细胞、真菌及吞噬脂质的组织细胞可被PAS染色呈紫红色。

（2）纤维组织染色的临床应用：①疾病诊断与鉴别诊断：纤维组织增生程度是多种血液系统疾病诊断和鉴别诊断的重要依据。如骨髓增殖性肿瘤的诊断、分型与分期，再生障碍性贫血与低增生性骨髓增生异常综合征的形态鉴别等。另外，增生纤维组织的分布模式对于识别异常细胞及鉴别异常细胞的性质也有一定帮助。局灶性网状纤维增生时，提示该处可能存在异常细胞或成分，如肉芽肿、肿瘤细胞灶等；血液系统肿瘤中，纤维组织多在肿瘤细胞内部穿插分布，而在转移癌中，纤维组织多围绕癌巢生长，癌巢内部罕见增生。②提示疾病进展及预后意义：纤维组织增生程度可以提示疾病的进展与转归。如原发性骨髓纤维化，随着纤维组织增生程度越重、分级越高，患者的临床症状越重、分期越晚、预后越差；骨髓增生异常综合征及多发性骨髓瘤等疾病，纤维组织明显增生也多提示预后不良。

（3）铁染色的临床应用：铁染色是评价人体内铁储存最可靠的方法，用于评估巨噬细胞中铁的含量以及幼稚红细胞发育过程中铁的储存状态。骨髓涂片和骨髓活检均可进行铁染色并用于评估骨髓铁储存，但因骨髓活检标本在前期处理和染色过程会使铁溶解或螯合进而导致铁丢失，因此，更推荐使用骨髓涂片、骨髓印片或骨髓液凝块标本进行铁染色。

骨髓活检中是否具有含铁血黄素以及铁染色是否阳性对于某些血液系统疾病的诊断和鉴别诊断具有一定的参考意义。通常，再生障碍性贫血患者的骨髓活检中具有较多的含铁血黄素沉积，铁染色阳性；淋巴浆细胞淋巴瘤的骨髓活检中，在肿瘤细胞区域也易见含铁血黄素，是一种特征性的反应性成分，对该疾病的诊断能够起到重要的提示作用；免疫性血小板减少性紫癜患者的骨髓活检铁染色通常为阴性。

（4）刚果红染色的临床应用：刚果红染色是诊断淀粉样变性的"金标准"，且方法简单，特异性强，被广泛应用于临床。淀粉样变性多发生于浆细胞疾病和B细胞淋巴瘤，也可发生于类风湿性关节炎、家族性地中海热综合征及遗传性转甲状腺素蛋白淀粉样变性等疾病中。

（5）甲苯胺蓝染色的临床应用：甲苯胺蓝染色可将肥大细胞及嗜碱性粒细胞的胞浆染成紫红色，在骨髓活检中特异性强，有助于在骨髓活检中识别并评估肥大细胞或嗜碱性粒细胞的数量、分布及形态等，对相关疾病的诊断具有重要的辅助价值。

4.原位杂交的临床应用

（1）Kappa、Lambda原位杂交的临床应用：用于判断B细胞及浆细胞克隆性，辅助判断淋巴组织反应性增生与肿瘤性病变。

（2）EBER原位杂交的临床应用：EBER原位杂交可敏感地在组织原位显示EB病毒感染，同时还可与细胞系列标志物联合进行双重染色，显示病毒阳性细胞的类型，是目前活检组织内原位检测EBV的"金标准"。临床应用包括：①疾病诊断：EBV感染与多种良、恶性淋巴造血系统疾病的发生密切相关，如传染性单核细胞增多症、EBV阳性T/NK淋巴细胞增殖性疾病、EBV阳性大B细胞淋巴瘤、结外NK/T细胞淋巴瘤、浆母细胞淋巴瘤及移植后淋巴组织增殖性疾病等，诊断上述疾病时必须检测EBER。②鉴别诊断：对于具有相似形态、免疫表型等疾病特征的不同疾病，EBER阳性与否具有一定的鉴别价值。如发生于肠道的结外NK/T细胞淋巴瘤与NK细胞肠病，前者EBER阳性，后者为阴性；对于浆母细胞淋巴瘤与间变型浆细胞瘤的鉴别也有一定意义，前者常常EBER阳性，而间变型浆细胞瘤多为阴性。

第二章

流式细胞技术

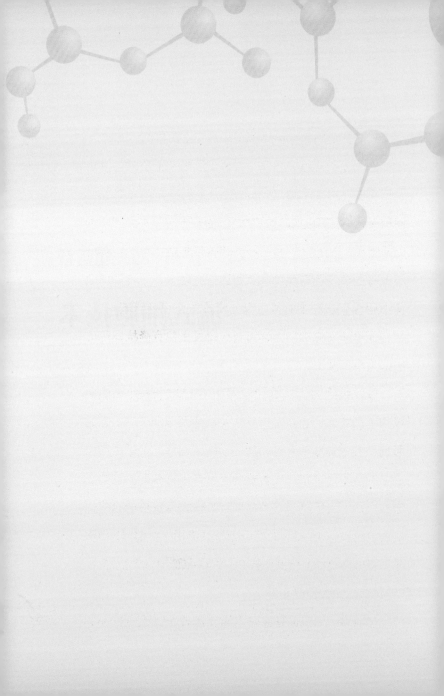

一、历史沿革

(一) 单克隆抗体技术

1890年Behring和Kitasato在暴露于白喉毒素和破伤风毒素的动物血液中发现一种可中和毒素的物质，并将其命名为抗体。20世纪60年代，人们认识到多发性骨髓瘤是一种浆细胞来源的肿瘤，在人体内可不受控制的无限增殖。1975年，Kohle与Milstein将适于组织培养的小鼠骨髓瘤细胞与免疫小鼠的脾细胞融合，获得新的杂交细胞株，这种细胞株可以分泌抗体与免疫原起反应，这种通过杂交瘤细胞无性繁殖获得大量单克隆抗体的方法即为单抗技术。

单抗技术的建立是20世纪70年代医学和生物学领域的一次革命，它对生命科学及医学领域均产生了深远影响，大大提高了多种疾病的诊断精确性，促进了靶向治疗的革命性变革，显著改善了患者生存状况。例如全球首个用于治疗器官移植后同种异体排斥反应的治疗性鼠源单抗-抗CD3抗体；第一个被批准用于肿瘤（B细胞非霍奇金淋巴瘤）治疗的抗CD20人-鼠嵌合性单抗等。

(二) 免疫荧光技术

1941年，Coons等首先用异硫氰酸荧光素（fluorescein isothiocyanate，FITC）标记抗体，检测小鼠组织切片中的肺炎球菌荚膜多糖抗原。这种通过荧光物质标记抗体进行抗原定位的技术称为荧光抗体技术。1957年Holborow及Friou等通过建立免疫荧光抗体技术（fluorescence antibody technique，FAT）检测抗核抗体，从此该技术被广泛用于临床检测。1958年Riggs等合成性能优良的FITC。同年，Marshall等使用直接标记法优化荧光标记抗体技术，从而使免疫荧光技术得以推广。

20世纪70年代以来，随着放射免疫测定技术和酶免疫测定技术等的建立，使得免疫荧光技术不断发展，后续还建立了临床常用的荧光免疫测定技术（fluorescence immunoassay，FIA）及以荧光标记抗体检测快速流动状态中的或生物颗粒的流式细胞技术（flow cytometry，FCM）。

（三）流式细胞术

1964年，电气工程师Mack与喷墨打印机技术发明人Richard成功制造了一种细胞分选仪，并于1965年发表了具有重大影响的开创性论文。1969年Dilla和Mack及其同事们发明了第一台荧光检测细胞仪。1972年世界第一台激光式流式细胞仪EPICS Ⅱ诞生。1973年Becton

Dickinson（BD）公司与美国斯坦福大学合作，研制并生产了世界第一台商用流式细胞仪FACS Ⅰ。经过近70年发展，流式细胞仪开始向数字化、自动化、多参数方向发展。

21世纪出现了新型的下一代流式细胞技术，主要包含质谱细胞术（mass cytometry）和光谱细胞术（spectral cytometry）。质谱流式是用金属同位素代替传统荧光标记的高通量流式细胞技术，它结合了飞行时间质谱和流式细胞技术的优势，具有背景信号低、可选金属标签种类多、无需计算补偿等优势，可轻松实现单管检测几十甚至上百种抗原，能更加深入地进行细胞表型、信号通路和功能研究，发现传统流式难以挖掘的信息。光谱流式细胞技术通过收集细胞在多激光激发下产生的连续光谱，获取细胞全光谱信息，并通过光谱解析（Unmixing）算法拆分样本中各荧光组分的信号强弱，可同时检测的荧光素种类大大增加，而且荧光素之间的干扰明显低于传统流式方法，从而更容易实现超多色流式分析与分选，大幅提升流式多色检测上限。

二、技术原理

流式细胞术是利用流式细胞仪对单细胞或其他生物

粒子膜表面以及内部成分进行定量分析和分选的检测手段，是集单抗技术、细胞化学技术、光学和电子计算机科学等多学科为一体的高技术产物。每秒可以高速采集上万个细胞的信息，并能从一个细胞中同时测得多个参数，同传统荧光镜检相比，具有速度快、精度高、准确性好等优点。

（一）仪器检测原理

分析型流式细胞仪包含三个主要系统：液流、光学和电子系统。

1.液流系统

其基本原理是将待测细胞染色后制成单细胞悬液，用一定压力将待测样本压入流动室，鞘液在高压下喷出并绕着样本高速流动，待测细胞在鞘液包被下单行排列，依次通过检测区域。

2.光学系统

常以激光作为激发光源，经过聚焦的光束垂直照射在样本流上，被荧光染色的细胞在激光束照射下产生散射光和激发荧光。荧光信号接收方向与激光束垂直，经过一系列双色性反射镜和带通滤光片的分离，形成多个不同波长的荧光信号，这些荧光信号强度代表了所测细胞膜表面抗原表达强度或其核内物质的浓度。

3.电子系统

将光电倍增管接收到的荧光信号转换为电信号，再通过模拟或数字转换器，将连续电信号转换为可被计算机识别的数字信号。随后经计算机处理，形成相应直方图、散点图或三维结构图像进行分析。标准FCM数据采用列表模式（list mode），记录每个细胞的所有参数信息。

（二）多参数流式技术原理

目前临床广泛应用的传统流式细胞仪多数配备3个或以上激光发射器，每个光源可同时激发2~5种荧光染料，可产生10种左右荧光信号，由此实现同时检测一个细胞上约10种抗原，这种多参数流式技术在节约样本和抗体成本的前提下，大大提高了检测灵敏度和准确性。同时下一代流式的细胞技术也在临床逐步应用，流式技术的检测效率和灵敏度将会进一步提升。

三、操作流程

（一）标本采集与运输

1.样本类型

用于流式细胞学诊断的样本具有多样性，包括骨髓、外周血及细针穿刺等细胞学样本，来源于淋巴结、结外器官或组织的新鲜组织学样本，以及脑脊液、胸腹水等体液样本。

2.抗凝剂选择

抗凝剂选择：骨髓标本优先采用肝素抗凝，外周血标本可采用肝素、EDTA或ACD抗凝。标本稳定性与抗凝剂种类和肿瘤细胞类型有关，ACD抗凝的标本可稳定保存72 h、肝素抗凝标本48~72 h、EDTA抗凝标本12~48 h，但超过24 h的EDTA标本就已经不够理想。非液态标本要在标本中加入足量的等渗液体（如生理盐水或组织培养液）中运送，防止标本脱水。

3.储存及运输

短时间内标本储存（<24 h），只需保存在室温条件下（18~25℃）。需较长时间保存的标本，最好在2~8℃条件下冷藏。

无特殊情况应在4 h之内处理标本。高增殖潜能肿瘤或刚放化疗的患者标本更应尽快处理。不可替代的标本即使超过了48 h也不能拒收，应在报告中予以说明。

标本运输：建议采用不易破碎的容器，周围放置具有吸湿功能的材料，如纸巾等，以防容器破碎后标本外溢。组织学样本离体后需尽快送检，运输中需保持湿度，长途运输建议使用RPMI1640培养液低温保存。

（二）标本制备

尽量减少标本操作步骤，推荐使用全血（髓）溶血的方法，需要同时检测胞膜和胞内抗体时，先标记胞膜，后标记胞内。

处理组织学样本时，为防止肿瘤局灶性分布引起漏诊，可多点分割，每份厚度2~3 mm，将相邻组织分别送于病理和流式实验室。收到样本应立即处理，手动研磨或用匀浆机将组织分散成单细胞悬液，过滤后进行抗体标记。组织学样本如红细胞较多，需加入少量肝素抗凝剂，但不可用甲醛或其他固定剂固定。氯化铵溶血法适用于骨髓和外周血，而组织学标本尽可能使用甲酸溶血法。

1. 染色

染色前需计数待测标本细胞数量，将目的细胞调整在每管（0.2~2）×10^6范围内，如有必要需进行样本活力评估，尤其是怀疑高增殖的肿瘤、组织标本、放疗或化疗中的患者标本及采集后超过48 h的标本。染色时反应体系的体积应控制在100~200 μl。

（1）细胞膜/细胞内染色：操作流程见图22。

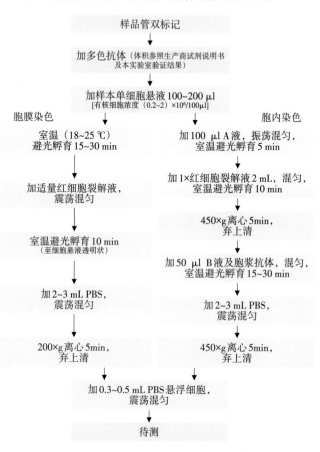

图22 细胞膜/细胞内染色操作流程

（2）稀有细胞（Rare events）样本染色：因稀有细胞比例极低，根据检测灵敏度需求进行计算，如果所需标本体积大于100~200 µl，需先富集细胞，再进行染色。富集细胞流程中需要注意离心管和溶血素两个要点，通常选用15~50 mL尖底离心管（依据细胞计数及检测灵敏度计算所得样本体积×10），注意选用不含固定剂的溶血素（样本与溶血素体积比1∶9）。

（3）免疫球蛋白标记：在胞膜/胞浆免疫球蛋白抗体标记前，需将样本制成单细胞悬液洗涤3次，再进入前述染色操作流程。

（4）体液（脑脊液、浆膜腔液）样本标记：①离心浓缩细胞后按照细胞膜或胞浆抗原染色步骤进行；②血性样本需要裂解红细胞，否则无需溶血；③较浑浊的浆膜腔液样本，建议先洗涤1~2遍，再按照常规步骤进行标记。

（三）上机检测

1.仪器校准

每日开机后应对流式细胞仪进行校准，通过后方可进行临床样本检测。

2.质控品检测

不同流式细胞仪厂家均提供相应的质控品进行室内质控，根据说明书要求标记相应抗体，与临床样品在相同仪器条件下进行检测，分析不同荧光抗体的阳性比例，并与厂家提供的参考范围作比对，得出质控结论，不符合时应及时寻找原因并纠正。对于检测免疫分型和微小残留病的实验室建议同时分析抗原的平均荧光强度。新的质控品在开启后需要进行验证，验证合格后方可使用，质控品的制备及检测由本实验室负责样本制备及检测的人员完成。CD34+细胞计数的质控血需要涵盖高、低两个检测水平。

3.样本检测

（1）制备好的标本，需在8 h内上机检测，不能及时检测的标本需加入多聚甲醛固定，固定后的标本可放置保存至24 h以上。

（2）仪器操作规程：①开启计算机和流式细胞仪，预热；②仪器校准和质控品通过后，方可对临床样本进行检测；③打开分析软件并运行仪器，选取该项目相对应的检测Panel，包含预存的电压、阈值、荧光补偿等条件，获取细胞。

检测过程中应关注FL/Time参数，保证稳定的液流和可供分析的细胞，同时还要关注是否有过大或过小的特殊细胞溢到阈值以外，必要时需调整散射光电压。

（3）获取细胞数目：与检测项目有关，免疫分型或细胞亚群等项目至少获取 10^4 数量级的细胞，稀有细胞的获取数量视目的细胞群的占比和预期的检测灵敏性而定。

（4）实验对照设置：①阳性对照：是检查已知阳性标本能否用所测条件与方法确定为阳性，如T-ALL患者检测胞质CD3时，成熟T淋巴细胞群胞质CD3作为阳性对照来判断；在PNH克隆检测时以正常人的细胞为阳性对照。②阴性对照：是指用已知不表达某种抗原的细胞作为样本检测，应出现阴性结果的对照试验。在PNH克隆检测中阴性对照设置非常重要，因为PNH患者可能存在三种细胞类型，阴性对照设置对于鉴别Ⅱ型和Ⅲ型细胞至关重要。③自身对照：在白血病及淋巴瘤免疫表型检测时，标本中其他细胞群可作为自身对照。例如测定白血病细胞的髓过氧化物酶（MPO）时，此标本中成熟中性粒细胞应呈阳性（阳性对照），成熟淋巴细胞为阴性（阴性对照），由此来判断白血病细胞MPO的结果。此种自身对照可能比外加阴性对照或阳性对照更可靠，尤其是在细胞内抗原分析时更是如此。

（四）结果分析

1.设门（Gating）

设门是对流式数据进行图形化分析的一种方法，即选择流式细胞分布图中某一特定细胞群体并对其各个参数进行分析。包括应用散射光（FSC/SSC）设门、散射光和荧光的组合设门等，临床检测常用的设门方案如下。

（1）FL/Time门：用于检查液流和荧光信号的稳定性。

（2）FSC-A/FSC-H门：用于去除粘连体。

（3）FSC/SSC门：用于去除细胞碎片。

（4）CD45/SSC等设门：视具体项目需求而定。国际通用的CD45/SSC设门法，用于分析目的细胞群的各抗原表达情况，适用于白血病/淋巴瘤和MDS免疫分型等。可测量残留病（measurable residual disease，MRD）检测的第一步设门是为了尽可能圈出待检测系别的所有细胞。故根据目的细胞群选择设门抗体，如多发性骨髓瘤诊断多采用CD38/CD138设门，B淋巴母细胞白血病MRD常采用CD19/SSC设门，免疫治疗后则需调整设门方案，改为cCD79a/SSC、CD22/SSC、CD24/CD66c等设门。值得注意的是，MRD检测通常需要通过后续的多重设门才能最终找出肿瘤细胞群。

2.补偿调节

最初的补偿调节只能在流式细胞仪上进行，目前补偿调节已经实现脱机，可以在检测完的数据上用分析软件完成。

对多参数流式，实验室需建立补偿矩阵对荧光素进行两两组合计算，减去荧光溢漏值，补偿调节不得当，极易造成假阳性或假阴性结果。除了用细胞进行补偿调节外，目前已有多种商业化补偿微球可用于多色补偿的调节。荧光补偿调节的方式可以分为手动和自动两种方式，八色及以上方案建议采用软件自动补偿调节方式。利用补偿微球和对应的软件，机器可以自动计算出一个补偿矩阵应用于真实的细胞检测环境，大大简化补偿调节的流程。但由于实际细胞的荧光强度与微球可能存在差异，后续可能还需要进行补偿的微调。荧光补偿的大小与激光功率、荧光信号获取的PMT、电压以及滤光片的种类有关，因此机器更新设置或配件时务必再次调整补偿。光谱和质谱流式可以忽略补偿调节过程。

3.抗原表达百分比和荧光强度

在"设门"确定分析区域后，计算机可根据所选区域的数据进行定性和定量分析，以分析区域内细胞数目（Events）占门内细胞的百分比（%Gated）和占检测细胞总数的百分比（%Total），平均荧光强度算数平均值（Mean）和几何均数（Geo Mean）、细胞荧光变异系数（CV）、荧光强度中值（Median）和峰值道数（Peak Ch）等统计参量，其中，百分比和荧光强度是流式报告中最常用指标。

4.结果判读

每个双变量散点图一般限定四个区域（象限）：细胞未结合任何抗体（双阴性）、仅结合一种抗体（单阳性）和结合两种抗体（双阳性）区域。实际工作中，对数据阴阳性的判读依赖于与同一检测标本中阳性和阴性染色细胞进行比较，因此设定外部对照或内部对照是必要的。

5.数据管理

所有质控数据应在当月月末汇总整理后上报实验室负责人签字并存档保存，存档包括当月所有项目原始质控数据及失控情况汇总表（包括失控原因，采取的纠正措施）。实验数据包括直方图、散点图等及报告至少保存10年。

（五）质量控制

1.室内质控

（1）样本：①外观评估：需要目测标本外包装是否完整，样本是否有溶血、凝块，标本量是否充足，标本应具备唯一标识。处理之前标本可于室温下放置。不合格标本需填写不合格标本记录，对无活性细胞标本须拒收，标本退回原科室。标本不合格但仍有活性细胞的标本，需与临床沟通，如临床认为该标本不可替代，不得拒收，在报告结果中说明。②细胞活性判断：对需要的样本进行样本活力评估，尤其是怀疑高增殖的肿瘤、组织标本、放疗或化疗中的患者标本，采集后超过48 h的标本。

（2）试剂：①试剂选择：尽可能使用体外诊断（in vitro diagnosis，IVD）试剂，尤其是具有独立诊断或疗效评估价值的标记，如CD20、CD38等。首选国际推荐的克隆。②性能确认：在没有相应IVD试剂可选用，或经实验室验证分析物特异性试剂（analyte specific reagent，ASR）性能优于IVD试剂时，可考虑使用ASR试剂。实验室需对其性能进行确认。

试剂性能确认包含：对无保质期试剂据其稳定性、使用频率、储存条件和变质风险制定一个有效期、超出实验室制定有效期的试剂如需继续使用，需每三个月做一次验证。ASR试剂在首次应用时要对其特异性和灵敏度进行确认。如有可获得的阳性细胞质控品可行精密度验证。确认过的试剂在后续使用中，不同批号和批次仍需验证，验证参数包括阳性率和荧光强度。自配试剂容器上要标注配置时间及有效日期，PBS需注意调整pH值。

（3）仪器：流式细胞实验室需定期校准仪器设备包括温湿度计、加样器、离心机、纯水仪、细胞计数仪和流式细胞仪等。

用于试剂储存的冰箱需实时进行温度监控。

流式细胞仪的校准包括：①前向散射和侧向角散射的灵敏度和分辨率；②荧光灵敏度和分辨率；③荧光补偿；④荧光线性；⑤不同仪器间的结果比较。前3项校准一般可通过仪器配置的校准软件检测标准荧光微球自动进行校准，校准通过，表明仪器状况良好；如校准不通过，则应查找原因，排除影响因素或故障，重新进行校准，通过后方可用于临床检测。

在同一实验室中有多台流式细胞仪检测同一项目时，每半年应进行一次仪器交叉样本试验，应用具有代表性临床样本，通过标准方法制备，在不同仪器分析免疫表型，结果应在预先确定的可接受范围内。

流式细胞仪需每年至少一次性能验证，验证参数包括检出限、分辨率、线性、检测准确性和重复性、携带污染率等。

（4）人员：人员培训包括规范化操作、仪器使用和维护、生物安全培训等，需进行考核及评价，做好相应记录，保证所有员工均圆满完成了所有适用于其指定工作的仪器和方法培训。使用新方法或新仪器进行患者检验及报告结果之前，需对每位人员进行培训，并对其检验能力进行评估。

新员工上岗第1年，每半年进行1次能力评估，合格后每年评估1次。全部工作人员要求在1年内至少参加1次人员比对。

参与白血病/淋巴瘤免疫分型报告分析的人员需定期参加同行能力比较的教育项目。

2.室间质评

无论是参加卫健委临检中心或本地区室间质评项目还是参加CAP提供的能力验证，都要求由平时进行该项目操作的人员，严格按照与临床样本相同的操作规程进行标本制备、上机检测和数据分析，并及时网络上报。要及时查看PT结果，如出现不合格项目，应从样本状态、样本制备方法、仪器状态、获取数据条件、数据分析偏差等方面分析不合格原因，及时纠正；对未定级项目，应分析实验室是否在截止日期后递交测试结果、是否未递交结果、是否有填表错误。对因缺乏共识的测试难题而未定级的PT项目，应结合CAP提供的总结报告中其他实验室结果进行自我评估。此外，实验室应尽量安排全员参与室间质评项目。

实验室内未参加室间质评的项目，应每年进行两次实验室室间比对或替代评估，比对实验室需选择已获认可的实验室或使用相同检测方法的实验室。

四、适应证

（一）细胞计数

流式细胞术中与细胞计数相关的检测项目主要包括淋巴细胞亚群、CD34+细胞计数、PNH克隆检测、血小板膜表面糖蛋白分析等。这几种检测都是分析目的细胞群抗原表达的百分比，对某些特定亚群做绝对或相对计数。以上都属于流式细胞术中的半定量检测，除淋巴细胞亚群外，其余相关要点如下。

1.CD34+细胞计数

推荐 PE 标记的 CD34 单抗，CD45-FITC 为设门抗体，7-氨基放线菌素-D（7-AAD）-PerCP5.5 为细胞活性判定抗体。含 7-AAD 的抗体组合：CD45-FITC / CD34-PE/7-AAD-PerCP5.5；不含 7-AAD 的抗体组合：CD45-FITC /CD34-PE。

推荐采用国际通用的 ISHAGE 设门方案。

注意：应使用 PE 标记的抗 class Ⅱ 或 class Ⅲ 的 CD34 单抗，且不建议使用与 FITC 偶联的抗 class Ⅱ 的 CD34 单抗。双平台时，CD34+细胞计数与血常规中白细胞计数需同一标本。

2.PNH 克隆检测

检测灵敏度：目前临床常规检测灵敏度为 1%。由于外周血中可获得的成熟红细胞、粒细胞及单核细胞的难易程度不同，PNH 克隆高敏检测的灵敏度目前分别暂定为 0.01%、0.1% 及 0.5%。

PNH标本抗凝剂推荐用EDTA，也可用肝素钠和ACD，标本类型建议用外周血，不建议用骨髓。

检测的目的细胞是GPI锚蛋白阴性的细胞群，所以仪器设置需要遵循以下几个重要原则：①必须使全部阴性细胞群体都显示在图中，不要有压坐标轴的细胞群；②尽量不要使用双指数散点图；③对红细胞，FSC和SSC要选对数坐标，PMT调节需要双阴性和单阳性管。

报告格式：需包含如下信息：①是否检测到PNH克隆；②如有PNH克隆，分别描述红细胞、粒细胞及单核细胞克隆大小，避免用阴阳性描述结果；③本次检测灵敏度。

3.血小板膜表面糖蛋白分析

FCM检测血小板膜表面糖蛋白主要用于血小板无力症（Glanzmann综合征，GT）、巨大血小板（Bernard-Soulier综合征，BS）、血小板型von Willbrand病（vWD）诊断，常用抗体组合包含CD41/CD61（GPⅡb-Ⅲa），CD42b/CD42a（GPⅠb/Ⅸ）等。

血小板由于体积小，流式细胞仪获取条件中FSC应当设置为LOG而非线性，此外还有特殊注意事项如下：

（1）建议采用EDTA抗凝外周血样本。

（2）血小板易发生体外活化，取血时建议不使用压脉带并弃去最开始的2 mL送检。

（3）应当在室温条件下（15~25℃）储存和运输，忌温度过高、过低和震荡，在30 min内处理标本，且应尽量减少离心次数，操作尽量轻柔，洗涤采用含EDTA的PBS缓冲液。

（4）血小板的膜抗原表达分析缺乏内对照，应当设立阳性和阴性对照。

（二）免疫分型

免疫分型在血液系统肿瘤诊疗中具有重要诊断、判断预后和指导治疗价值，主要用于急性白血病、非霍奇金淋巴瘤（NHL）和浆细胞肿瘤诊断及分型，近年在骨髓增生异常综合征（MDS）和骨髓增殖性肿瘤（myeloproliferative neoplasms，MPN）诊断中，也作为形态和遗传学的重要补充，在WHO和国内相关指南中被推荐。

1.抗体选择

不同疾病的免疫分型推荐的抗体不同，其中TDT推荐HT-6克隆，Kappa/Lambda轻链推荐使用兔抗人多抗，CD117、CD33、CD10等建议使用PE/APC/PE-Cy7等较强荧光素通道，CD15、CD16、CD38、CD4、CD8等抗体可以使用较弱荧光素通道。用于免疫分型的抗体多属一类试剂管理范畴，实验室需对每个抗体灵敏度、特异性进行验证，对抗体浓度进行滴定，由于免疫分型为多色染色方法，同时还要对混合试剂的稳定性、准确性进行验证。

2.报告格式及解读

报告中除一般个人信息外，还应详细描述瘤细胞比例、散射光特征、系别、成熟度及不同抗原表达特征，避免仅对结果进行简单描述。如未检测到异常细胞，可直接报告各类细胞所占比例。

对具有典型流式表型NHL病例，流式可出具明确诊断报告。当表型不典型或流式结果与形态、临床不符时，结果判读要密切结合临床；如免疫表型和形态学不特异，应参考临床特征。NHL FCM检测阴性并不能排除骨髓有淋巴瘤浸润；如FCM检测到单克隆淋巴细胞但缺乏临床或病理学证据，也需在报告中注明，必要时考虑再次活检，并建议随访。

3.注意事项

（1）检测B细胞sIg或轻链，染色前需洗涤2~3遍，环境温度过低需先孵育样本。

（2）轻链检测时如用一种单抗检测结果为阴性时，

需更换克隆号复测，或用多克隆抗体标记以明确为真阴性。

（3）MDS免疫分型建议使用新鲜骨髓样本，除标本自身凋亡细胞较多外，存储时间过长对分化抗原表达评估会有影响。

（三）可测量的残留病（MRD）检测

1.抗体组合

急性白血病MRD检测抗体推荐见表9。CLL和MM的MRD检测抗体推荐见表10。

表9　急性白血病MRD检测抗体推荐

AML	必选抗体	CD45 CD34 CD117 CD13 CD33 CD7 CD11b CD15 CD19 CD56 HLA-DR
	推荐抗体	CD123 NG2（anti-7.1）CD2 CD10
	单核细胞推荐抗体	CD64 CD11b CD14 CD4 CD34 HLA-DR CD33 CD45
B-ALL	必选抗体	CD45 CD19 CD34 CD38 CD10 CD20 CD81
	推荐抗体	nTdT（nTdT-6） CD22 CD13 CD33 CD66C CD65 CD15 NG2（anti-7.1） CD123 CD73 CD304 CD86 CD58 CD200
T-ALL	必选抗体	CD45 cCD3 mCD3 CD99 CD7 CD5
	推荐抗体	nTdT（nTdT-6）CD4 CD8 CD10 CD34 CD1a CD13 CD33 CD117 CD11b等

表10　CLL及MM的MRD检测抗体推荐

	CLL	MM
首选抗体	CD19　CD20　CD5 CD79b CD43 CD81	CD138 CD38 CD45 CD56 CD19 CD27 CD28 CD117 cyκ/λ CD81
备选抗体	CD45 ROR1 CD22	CD200 CD28 CD20

2.注意事项

骨髓样本建议使用细胞涂片后的第一管抽吸液进行MRD评估，并按需求抽取尽量少骨髓液，以避免血液混入；建议获取500 000至1 000 000个白细胞（不包括CD45阴性细胞及碎片）。

免疫治疗后的MRD检测需注意正确使用设门抗体，多发性骨髓瘤应用CD38单抗治疗后MRD检测，建议使用多表位CD38抗体或VS38；此外部分B-ALL患者CD19 CAR-T治疗后会有阴性复发，MLL阳性B-ALL患者还可能出现治疗后的系别转换，需要在MRD检测中注意正确使用设门抗体或增加髓系抗体组合。

第三章

细胞遗传学技术

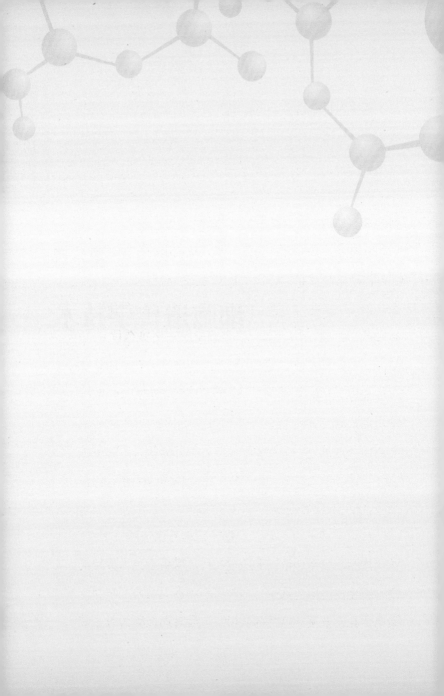

一、历史沿革

细胞遗传学研究染色体形态、结构、病理、功能和行为。染色体一词是1888年Waldeyer首先提出，意指可染色的小体。1914年德国学者Theodor提出了染色体畸变是导致肿瘤的基本原因的假说，但因技术限制无法得到验证。此后，1938年Albert发现采用秋水仙素可阻留中期分裂相；1952年徐道觉偶然发现细胞的低渗处理方式可以使染色体扩散，这些技术为正确测定人类染色体数目创造了条件。直至1956年，蒋有兴和Albert通过人胚肺的成纤维细胞培养，最终确定了人类染色体是46条。这一重要发现被公认为细胞遗传学发展史上的第一个里程碑。1960年美国费城，Peter和David在慢性粒细胞白血病患者的外周血标本中发现了费城染色体即Ph染色体，这是第一个被发现的与人类肿瘤相关的标记染色体，首次明确肿瘤与染色体变异直接相关，被公认为细胞遗传学发展史上的第二个里程碑。

1962年蒋有兴和彭汪嘉康等首创骨髓细胞直接法，使血液肿瘤染色体研究更简单易行。但由于技术本身限制，还无法对染色体进行准确识别，极大妨碍了对肿瘤染色体异常及其规律性的认识。这段时期被称为非显带时期（1958—1970年）。直到1970年Torbjörn发明了Q显带技术使染色体的精准识别成为可能。因此1970年后被称为显带时期。1971年Marina发明了G显带，Bernard发明了R显带。两种显带方法一直沿用至今，是临床染色体核型分析的主要核心技术。通过显带技术可使染色体上出现明暗相间的带纹，单套24条染色体带纹数可达320条。根据不同带型特征，可准确识别每一对染色体及其片段。1976年Jorge发明了甲氨蝶呤（methotrexate，MTX）细胞同步化培养法制备高分辨染色体技术，使带纹总数增至400条、800条，甚至1 000条以上，从而大大提高了分辨率，使识别微小结构重排和精确定位染色体重排断裂位点的能力得到提升。随着显带技术不断发展，大量与肿瘤相关重现性染色体异常被逐步发现。

1990年以后荧光原位杂交（fluorescence in situ hybridization，FISH）技术和分子细胞遗传学得到蓬勃发展。FISH作为分子细胞遗传学的代表技术，可在单细胞水平上分析间期或中期细胞，具有快速、灵敏、可靠、简便和安全等优点，极大地拓展了染色体分析的范围，而且显著地提高了异常识别能力，因而成为常规细胞遗传学的重要补充。此后，在FISH技术基础上又衍生出多色FISH技术、比较基因组杂交以及与微阵列技术结合的基因芯片检测技术，都大大提高了细胞遗传学检测的灵敏度和精确性。

每一次技术进步都促进人们对疾病认知更加精准。细胞遗传学检测技术应用于初诊时诊断分型、鉴别诊断和预后评估。此外初诊发现的遗传学异常可作为后续治疗监测的靶点进行疗效评估，部分特征性细胞遗传学异常可作为靶向治疗的重要依据，以指导临床诊疗。同时，通过细胞遗传学检测还可发现新的致病基因，探讨发病机制。因此，血液肿瘤的初诊和后期规律性定期复查都建议做细胞遗传学检查。

二、技术原理

（一）染色体核型分析

通过培养法处理的骨髓标本，采用秋水仙素阻留中期分裂相，并利用低渗液处理细胞，固定液固定后制片。利用显带技术将染色体标本用荧光染料处理，或通过碱、胰蛋白酶或其他盐溶液处理后再用吉姆萨染色，使染色体呈现明暗相间或深浅相间的带纹。根据不同染色体特征条带识别染色体异常，为初诊血液肿瘤患者的诊断分型、鉴别诊断及个体化治疗提供遗传学依据。

（二）荧光原位杂交（FISH）

利用已知核酸序列作为探针，以荧光素直接标记或先以非放射性物质标记后与靶DNA进行杂交，再通过免疫细胞化学过程连接荧光素标记物，在荧光镜下观察杂交信号，从而对标本中待测核酸进行定性、定位和定量分析。FISH技术可作为染色体核型分析有益补充，当染色体核型分析失败时，可作为补充试验。染色体核型和FISH技术作为细胞遗传学两大重要检测手段，从不同敏感度、不同维度揭示血液肿瘤细胞遗传学特性，在实际应用中需注意配合使用。

三、操作流程

细胞遗传学试验流程见图23。

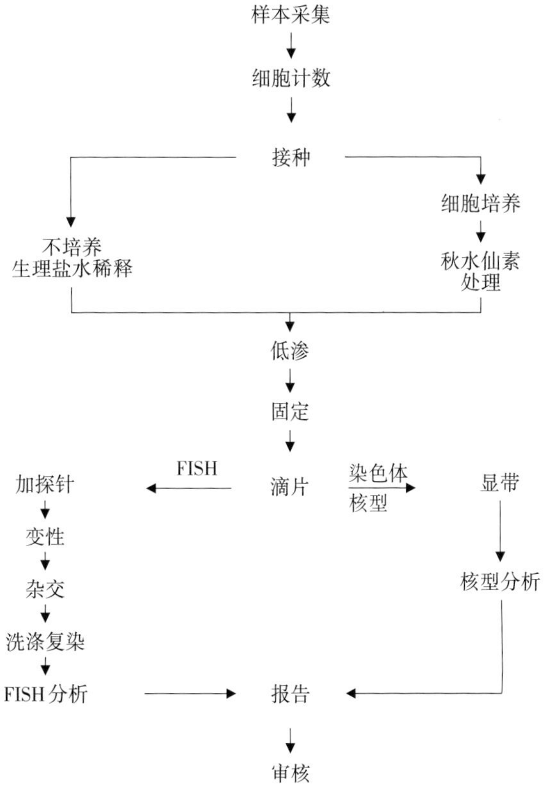

图23　细胞遗传学试验流程图

（一）标本取材及运输

1.采集时机

初诊患者应在使用细胞毒性药物前留取标本。细胞毒性药物（包括激素）可影响血液病患者中期分裂相的数量或质量，甚至导致核型分析失败。对治疗中的患者，如情况允许，可在临床医师指导下，血药浓度降低后（一般停药1周后）留取标本为最佳。

2.样本采集

血液肿瘤细胞遗传学检测常宜采用骨髓为标本来源，采集量可结合外周血白细胞计数而定，一般取2~5 mL。对骨髓增生活跃程度高者，可适当减少采集量。如考虑后期可能补充试验（如FISH）可适当增加采集量。此外，为保证活细胞比率应尽可能选取采集的第1或第2管样本进行细胞遗传学检测。采集时应避免骨髓稀释、凝固、溶血等情况。

除骨髓样本外，出现如下情况者可采用其他样本检测。

（1）当骨髓采集困难时，如外周血白细胞计数大于10×10^9/L，且原始和幼稚细胞所占比率大于10%，也可采用外周血作为检测标本。

（2）拟诊断为慢性淋巴细胞白血病（CLL）的患者，可采用外周血作为标本来源。

（3）体质性染色体异常检测和拟诊范可尼贫血时，可用外周血作为标本来源。

（4）拟诊淋巴瘤（未侵犯骨髓）患者，可将新鲜淋巴结活检样本处理成单细胞悬液后作为标本来源。

（5）结合临床需要，脑脊液及离心浓缩后的胸水、腹水也可作为样本来源。

FISH检测标本来源更为广泛，除骨髓和外周血外，还可采用新鲜骨髓涂片或外周血涂片。而需回顾性分析时，还可用组织石蜡包埋切片或染色后的骨髓涂片作为标本来源。组织石蜡切片应采用防脱载玻片，切片厚度3~4 μm为宜，且样本组织不可经强酸脱钙处理。

3.储存与运输

染色体核型分析需保证样本细胞活性，骨髓、静脉血等样本采集后应立即送检或2~8℃保存24 h内送检处理。抗凝剂用肝素钠，不宜用肝素锂或EDTA等其他抗凝剂，推荐采用含肝素抗凝的RPMI1640培养基（含20%胎牛血清及抗生素）。组织石蜡切片、骨髓或外周血涂片可常温保存送检。

（二）标本制备

1.细胞培养及处理

（1）骨髓细胞培养法：抽取骨髓标本计数有核细胞，按终浓度（1~2）×10^6/ml无菌接种于RPMI1640培养基内（高白细胞样本需预先稀释），37℃培养24 h或48 h。

（2）成熟淋巴细胞增殖性肿瘤样本培养：B淋巴细胞增殖性肿瘤中CLL患者样本（骨髓或外周血）推荐采用双体系培养，1份进行常规24 h短期培养，1份在常规培养基中增加未甲基化寡聚脱氧核苷酸（CpG-ODN）联合IL-2诱导刺激B淋巴细胞增殖，培养72 h。其他成熟B淋巴细胞增殖性肿瘤同样推荐采用此法培养。T淋巴细胞增殖性肿瘤推荐加入植物血凝素（PHA）诱导刺激并培养72 h。淋巴结活检标本应于无菌条件下剪碎研磨、过滤成单个细胞后采用相应方法培养。

（3）体质性异常检测：抽取0.5 mL外周血置外周血培基（含PHA）中，培养72 h。

（4）浆膜腔积液需离心、弃上清，调整细胞终浓度（1~2）×10^6/ml无菌接种培养。

（5）FISH检测样本可用以上方法培养细胞，也可提取有核细胞直接检测。多发性骨髓瘤患者样本，推荐进行CD138磁珠分选富集浆细胞，或用胞质轻链免疫标记法或结合细胞形态学识别并标记浆细胞再进行FISH检测。

2.细胞收获

细胞收获前加秋水仙胺作用 1 h（可根据分裂相质量做调整）。离心去上清，0.075 mol/L KCL 低渗液 37℃孵育 30 min（低渗时间视低渗效果调整）。新鲜配制的固定液（甲醇：冰乙酸=3：1）进行预固定及多次固定，收获的细胞悬液于 2~8℃冰箱保存。样本量较大的实验室推荐使用自动收获仪，可规范操作流程。

3.制片

将收获的细胞悬液用新鲜固定液重悬，调成适合的浓度，气干法或火焰法滴片，样本量较大的实验室推荐使用自动滴片仪进行滴片。

4.染色体核型分析显带

染色体核型分析需进行显带处理。G 显带，将制备好的玻片高温烤片后，37℃胰蛋白酶溶液（pH 7.0）消化 1~2 min。R 显带，玻片置于 Earle's 液（pH 6.5~6.8）中 87.5℃放置 60~120 min，进行热变性。10% 吉姆萨染液染色，冲洗晾干备检。各实验室结合显带效果及环境条件调整胰酶消化或热变性时间以达到最佳效果。

5.FISH 变性杂交及复染

滴加探针并加盖盖玻片，用封口胶封边，将玻片放入杂交仪，选择相应程序进行变性杂交。杂交温度、时间按探针说明书提供的最佳参数设置。程序结束后，将玻片从杂交仪取出，轻轻揭去封口胶，推下盖玻片，放入 0.3% NP40/0.4×SSC 溶液中 73℃洗涤 2 min；0.1% NP40/2×SSC溶液中室温洗涤 1 min，晾干。加入复染剂（DAPI或DAPI II），盖好盖玻片，−20℃避光保存。

（三）结果分析

1.染色体核型分析

核型分析是以分裂中期染色体为研究对象，通过染色体上特定条带识别每条染色体及染色体片段，并对全部染色体进行计数、配对、排序，以便发现染色体数目和结构异常，这些异常可以任何形式组合发生。血液肿瘤染色体核型分析的目的在于发现有意义的克隆性染色体异常。

（1）图像采集：实验室可采用染色体扫描仪自动扫描并采集图像，在分析软件上随机选取可分析的图像进行处理分析，或通过软件工具对染色体图像进行分割、智能化分离等处理后再行分析；也可用人工采集的方法采集并分析分裂相，人工采集应先用低倍镜自左至右，自上至下逐个视野寻找可分析的中期分裂相，然后在油镜下对其进行人工分析。

（2）细胞选择：核型分析在选择细胞时要遵循随机原则，不能仅选择染色体形态好的中期细胞进行分析，凡分散良好，长度适中，带型可识别者均应列为分析的对象。因为形态好的中期细胞常来源于正常造血组织，白血病细胞的中期分裂相往往质量较差。

（3）分析细胞数量：应分析足够中期细胞，以最大限度地检测异常细胞并确定所发现的异常克隆性。核型要求至少分析20个分裂相，分析细胞不足而又未发现异常的不能给出未见克隆性异常结论。当中期分裂相质量不佳，分析核型数量低于20个时，需重新滴片显带，以获取更多分裂相。低于5个分裂相和未见可分析分裂相的视为核型分析失败。

（4）分析原则：分析时要先计数染色体数目，看有无数目异常。分析结构异常时染色体带型是识别异常的主要依据，染色体大小仅能作为参考，应充分发挥想象力，考虑异常的各种可能性。对于检测到的每个异常，分析具有最佳染色体形态的核型，以提供最准确断裂点，对已知异常，断裂点要写已证实的固定区带。由于染色体异常有时来源于不同克隆，分析人员不能仅局限于已发现异常，还要注意有无伴有其他异常的旁系克隆或无关克隆存在，以免造成漏检。血液病患者的染色体分析中，常会遇到一些比率为100%、意义不明的不常见异常，包括倒位、易位、标记染色体等，需加做外周血核型分析以排除该类异常为体质性异常的可能性，进一步确定其与疾病的相关性。对初诊患者应充分了解临床信息，结合细胞形态、流式及分子遗传等多实验室检查结果对疾病可能常见的染色体异常进行重点排查，但不可过分拘泥于这些信息，以免被误导。随诊患者注意有无细胞遗传学缓解，有无克隆演变。异基因造血干细胞移植的患者，在分析过程中，要注意供体和受体细胞是否存在嵌合体，可通过性染色体或染色体多态性来确定。每个受体细胞是否存在移植前出诊发现的异常，新获得的异常应区分克隆性和非克隆性改变，并尽可能确定新异常意义。当细胞由于形态不佳而无法分析带型时，对超二倍体或亚二倍体儿童ALL和超二倍体恶性浆细胞疾病尝试计数染色体的数目很重要，对急性早幼粒细胞白血病等增殖不佳的疾病应尝试识别与疾病相关可能的特异性染色体结构异常。染色体核型分析虽可反映全基因组水平的染色体异常，但只能发现较大的结构变异或大的片段缺失和扩增，其分辨率大于5 MB。对一些微小结构异常如隐匿易位受限于显带精度，肉眼无法分辨，通常需FISH技术或其他分子遗传学技术予以补充。

（5）染色体核型报告：应包含（但不限于）以下信息，①实验室名称。②患者信息（姓名、性别、年龄、住院号或门诊病历号、标本编号、临床诊断等）。③标本信息（标本来源、质量、显带方法、采集/接收日期）。④按最新人类细胞遗传学国际命名体制（international system for human cytogenomic nomenclature，ISCN）进行的核型描述和染色体图像。⑤核型结果的解释及建议，应明确提示克隆种类、数量、衍生关系、可能累及的基因及临床意义等，并对该患者下一步检测提出明确的建议。⑥操作者、审核者姓名及报告日期等。

2.荧光原位杂交

（1）建立阈值：FISH参考阈值并非生物参考区间，是用统计学对某探针检测正常人群特定类型样本中出现异常信号模式细胞真实上限的估计。推荐用20份已知正常样本，每样本计数200个有核细胞建立相应探针数据库，以异常信号模式细胞数"$\bar{x} + 3s$"或反贝塔函数计算阈值。每种探针均应建立基于不同样本类型、不同计数细胞总数，不同异常信号类型甚至不同计数主体（人工或自动扫描设备）的一组参考阈值。一个探针阈值体系的建立应基于统一的判读标准，且由通过统一培训的工作人员建立的，只适合特定的人群，甚至特定的环境、设备。每一个阈值的应用条件都应具有唯一性。每个实验室都应建立自己的专有阈值数据库，不同实验室间不应通用。

（2）结果判读：通过荧光显微镜在合适的滤镜下观察间期（或中期）细胞的荧光信号。观察前应先对玻片进行评估，包括但不限于杂交效率、信号强度和背景等，以判断是否杂交成功，如出现任何一种达不到标准，应重新进行杂交。一般首先采用DAPI滤镜观察10×物镜下细胞，找到细胞层，再转至40×物镜，同时更换不同滤镜浏览全部杂交区进行杂交情况评估，杂交效率不应低于75%。然后选择样本分布稀疏的区域，避免选择细胞密集、重叠或核边界模糊无法辨认的视野。转至100×油镜，由检验员随机选取不同杂交区域分别顺序扫描观察一定数量中期分裂相和/或间期细胞核中的杂交信号。为减少计数的人为误差，建议每例标本至少由两名有资质的检验人员分不同区域计数100个细胞，特别是出现结果不确定或临近阈值时应扩大计数范围，增加计数细胞数量。分析计数时应遵循随机原则，切忌有目的性人为筛选。杂交不均匀的区域、细胞核轮廓不清或重叠的细胞不宜进行分析。对中期分裂相中的杂交信号定位，应结合染色体显带结果综合分析。应随时采集信号清晰、强度适中、背景干净的相应结果图像并保存，且每个细胞图像应包含不同单色滤镜图像和全部图层叠加后组合图像。正常结果至少保存两张细胞图像，异常结果每种异常信号模式均需要保存至少两张。如采集图像中包含正常细胞和异常细胞，则不需再保存正常细胞图像。荧光原位杂交技术不能对全基因组进行评估，其检测探针的选择需临床疑诊方向或染色体核型分析结果指导。对一些隐匿的插入易位，受商业化探针标记片段设计的影响，还需多类型探针（分离探针结合融合探针）联合检测。

（3）FISH检测报告：应包含（但不限于）①实验室名称。②患者基本信息（同核型报告）。③标本信息，如标本来源、类型、质量状态、采集或接收日期和时间等。其中标本质量应详细描述，尤其是存在可能影响判读结果因素的让步接收样本。包括但不限于样本凝固、溶血、稀释、石蜡组织切片厚度等。针对非受控来源样本（如外单位送检）应在检测报告中提醒临床结果存在局限性。④按照最新ISCN命名规范进行FISH分析结果描述。⑤结果图（如适用）应包括阴性对照图和最具代表性的阳性结果图。⑥结果解释及建议，应详细、清晰解释结果，包括探针名称、标记颜色设计以及经典阴性和阳性信号模式等，并明确指出分析细胞类型（中期分裂相、间期细胞、分选细胞等）、计数总数、异常细胞和正常细胞的百分比，以及诊断和预后意义。对非检测目的其他异常信号也应予以解释。此外，还应对患者下一步检测提出明确的建议。⑦报告日期、操作者、审核者姓名及免责声明等。

（四）标本贮存

剩余的细胞悬液需封口膜封口后-20℃保存。染色完成的玻片可常温保存，FISH检测玻片需-20℃保存。数字图像需双机异地备份保存，保存时间由各个实验室根据实验室情况自行制定。

（五）质量控制

细胞遗传学试验的质控需融入每一个试验流程细节，结果判读也是依靠分析人员主观判断得出的，因此需要建立一整套完善的室内质控体系，严格把控每一个操作环节，包括仪器、试剂、环境、人员等。如对染色体制备影响较大的环境温湿度、培养及水浴温度、溶液pH值等参数的质量控制就尤为重要。显带染色环节每次操作前需做预实验，选取最佳条件进行样本显带染色。FISH检测探针应用前均需做方法学验证和试剂验证，包括但不限于灵敏度、特异性、阈值等。不同批次的同一探针应用前也应做平行比对验证。重新配液或更换新试剂，均需重新做预实验，选取最佳条件。为保证试验重复性，样本量较大的实验室推荐使用自动化设备。人员的能力验证是保证报告质量的关键。实验室应定期进行人员比对和技术考核。实验室应定期统计培养失败、次优分析和杂交失败所占比率，以及错误报告和超时报告例数等，以了解是否存在不良趋势，分析原因，及早采取应对措施。此外，实验室应定期参与国内外室间质量评价。不能参与的项目，也应制定与具备资质的高级别或同级别实验室进行比对的替代评估方案。

四、适应证

血液肿瘤的诊断是综合病理诊断，很多伴重现性遗传学异常的亚型都需参考染色体核型分析以及FISH的结果。初诊患者均应进行细胞遗传学检测，尤其是染色体核型分析，样本包括骨髓、外周血、无菌采集的活体组织及其他体液。如条件允许还可结合疑诊方向增加条件培养（如CLL患者需增加CPG刺激剂）以针对性促进肿瘤细胞的异常检出。

FISH检测应结合诊断和染色体核型结果有选择性地进行相关基因靶点探针的补充试验，尤其是在定位染色体异常累及基因和确证寡克隆、隐匿易位以及阐明复杂易位方面更加体现FISH方法学优势。例如，慢性髓性白血病（CML）初诊PCR结果存疑时可通过染色体核型和FISH检测进行确认。在急性淋巴细胞性白血病（ALL）中，细胞遗传学常作为危险分层和治疗决策的重要参考依据，可用FISH检测 *BCR::ABL1*、*ETV6::RUNX1* 以及 *KMT2A* 基因重排和超二倍体（检测4、10、17号染色体着丝粒探针）等。在急性髓系白血病（AML）中，可根据骨髓的形态和免疫表型，采用FISH检测 *RUNX1::RUNX1T1*、*PML::RARA*、*CBFB::MYH11* 和 *KMT2A* 基因重排等。当怀疑为急性早幼粒细胞白血病时，可采用快速FISH检测，2~4 h得到结果，以便及时使用全反式维甲酸治疗。

针对常规核型检测失败或样本无法进行染色体核型分析的患者，也可采用FISH检测相关的主要遗传学异常作为替代指标。对瘤细胞未累及骨髓或外周血的患者，如有原发病灶（如淋巴结），可通过组织穿刺或石蜡切片、印片，进行相关探针的FISH检测。此外，特殊病种如多发性骨髓瘤，FISH检测前应进行浆细胞的富集，以增加检测结果的精准性。常规情况下，临床更习惯采用多重PCR筛查，而不是FISH分析。然而当遇到由于断裂位点的异质性以及伙伴基因众多超出PCR预设检测范围、染色体拷贝数异常或大片段缺失、重复以及染色体易位不形成融合基因，需要在DNA水平检测等情况，FISH方法则明显优于PCR。例如，淋巴瘤和多发性骨髓瘤关于涉及免疫球蛋白重链*IGH*基因重排的检测。当MDS患者染色体核型分析失败时推荐采用FISH检测预后相关的遗传学异常等。此外，FISH方法还被推荐用于多种疾病的预后分析。如针对慢性淋巴细胞性白血病/小淋巴细胞性淋巴瘤（CLL/SLL），推荐FISH检测13q缺失、12号三体以及*ATM*和*P53*基因缺失。针对浆细胞骨髓瘤推荐FISH检测13q14或13单体缺失，14号染色体易位，特别是t（4；14）易位，5、9和15号染色体的三体，以及 *P53* 基因的缺失和1q扩增等。

染色体核型和FISH技术还可作为监测缓解状态和跨性别移植状态评估的有用工具。治疗过程中应结合治疗情况定期进行染色体核型及初诊检测阳性靶点探针的FISH检测。对复发患者均应重新进行染色体核型及FISH检测，以确定是否出现新的遗传学异常，监测疾病进展和克隆演化。受限于分析灵敏度，两种方法只适合治疗初期和复发时肿瘤细胞负荷较大时的监测，不适合MRD监测。当没有其他有效的MRD监测指标时，也可采用FISH方法，只是敏感度不及流式细胞术和PCR技术。

第四章

分子生物学技术

一、PCR技术

（一）历史沿革

聚合酶链式反应（PCR）技术肇始于20世纪70年代早期，诺贝尔奖获得者Har实验室最早于1971年首次提出核酸体外扩增设想，由于DNA聚合酶热稳定性以及人工合成寡核苷酸引物的技术限制，但他未付诸实践。1985年，Kary首次报道大肠杆菌DNA聚合酶I Klenow片段体外扩增单拷贝基因。1988年，Randall发现一种耐热的DNA聚合酶可大大提高PCR效率，并将其命名为TaqDNA聚合酶（Taq DNA polymerase）。该酶的发现使PCR技术得到广泛应用，奠定了PCR在遗传学与分子生物学领域的基石作用。

在此基础上，PCR衍生出许多新方法，如逆转录PCR（reverse transcription PCR，RT-PCR）、多重PCR（multiplex PCR）、巢式PCR（nested PCR）、等位基因特异性PCR（allele-specific PCR，AS-PCR）、实时定量PCR（real-time quantitative PCR，RQ-PCR）、数字PCR（digital PCR，dPCR）等。其中，RQ-PCR自1993年首次报道以来，由于其方法学的灵敏性以及灵活性，其应用呈指数级增长。dPCR技术是近年兴起的一种核酸定

量检测新方法，但 dPCR 并不是一个新颖概念。早在 1992 年，几乎是在 RQ-PCR 技术诞生的同时，Alec 及其团队首次提出利用有限稀释法结合 PCR，然后运用泊松分布统计学方法对初始样本中的核酸分子进行绝对定量，并运用该方法成功对急性淋巴细胞白血病中 IgH 基因重排进行了定量检测。经过近 30 年发展，dPCR 技术逐渐成为 RQ-PCR 技术的潜在替代方法。

（二）技术原理

1.PCR 技术原理

PCR 是一种级联反复循环的 DNA 合成过程，基本原理是在体外模拟 DNA 复制过程，即以 DNA 为模板，加入与待扩增片段两侧序列互补的一对特异的寡核苷酸链作为引物（primer），在耐热 DNA 聚合酶催化下，分别合成两条新的 DNA 链，通过不断的循环过程最终可获数十亿至数百亿目的基因的 DNA 片段拷贝。

2.实时定量 PCR 技术原理

RQ-PCR 主要原理是通过荧光染料或荧光标记的特异性探针在 PCR 扩增过程中对产物进行标记跟踪，实时监控反应过程积累的荧光信号，通过分析荧光信号强度与扩增循环数的关系对待测样本初始样本量进行定量分析。RQ-

PCR实现了从定性或半定量到定量的飞跃，且不需在反应结束时继续分析产物，达到实时监测反应荧光信号进行定量的目的。RQ-PCR检测灵敏度高、重复性好、适用定量范围宽、通量相对较高，已应用于生命科学研究以及临床医学检测的各个领域。根据qPCR荧光信号的发光原理可将其分为两大类：一类为探针法，如TaqMan水解探针、分子信标探针和LightCycle探针等，反应体系主要使用与扩增产物特异性结合的荧光标记探针；另一类为染料法，如SYBR Green，是一种结合到DNA双螺旋小沟中的DNA结合染料，可用于扩增产物的检测。

3.数字PCR技术原理

目前dPCR主要有两种形式：微滴式和芯片式，但基本原理均是通过将待分析反应体系均分到大量反应单元如芯片的微反应器或微液滴中进行PCR，并根据泊松分布和阳性比例计算初始样本的核酸分子数量，达到绝对定量目的。

微滴数字PCR（droplet digital PCR，ddPCR）主要是利用微流控装置（微滴发生器）将两种互不相溶的液体——即连续相（油）和分散相（水），在两相表面张力和剪切力作用下形成油包水的微液滴。ddPCR一次可生成数万乃至百万个纳升甚至皮升级别的单个油包水微滴，作为ddPCR的样品分散载体。然后将液滴收集在PCR反应管中进行扩增，PCR反应结束后检测每个微滴的荧光信号。微阵列芯片式数字PCR主要通过压力控制阀将样本分散和封闭至特殊设计的芯片板的高通量的微池或微量通道中，样品分配和混合以及后续的PCR扩增反应都在芯片上进行，扩增后荧光结果也可在芯片上直接判读。目前数字PCR仪的微滴数或微反应腔室可达到20 000~100 000个微滴/反应体系。

RQ-PCR和dPCR技术都可以对待测样本进行绝对定量分析，有很多相似和不同之处。不同于RQ-PCR对每个循环进行实时荧光测定的方法，dPCR技术是在扩增结束后对每个反应单元的荧光信号进行采集，最后根据泊松分布原理及阳性微滴的个数与比例得出靶分子的起始拷贝数或浓度。因此能够有效区分浓度差异微小的样品，具有更好的准确度和精密度。此外，dPCR技术还有两个技术优势：①在样品分散阶段，由于对原样品的大幅度稀释，PCR抑制剂浓度也显著降低，这样PCR扩增反应对抑制剂的耐受性要比RQ-PCR更高。②无需标准品进行绝对定量分析。

尽管dPCR具有诸多优点，但RQ-PCR技术具有检测靶标的动态范围广；荧光通道多，多重分析能力强；通量相对高且比dPCR的技术平台更为简便、快速和自动化；成本相对低等多种优势，因此RQ-PCR仍然是当前临床诊断的最佳选择。

（三）操作流程

PCR操作流程见图24。

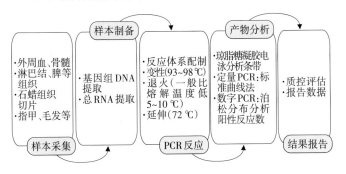

图24　PCR操作流程图

（四）适应证

血液病中常见的分子指标包括基因突变、融合基因、异常基因表达、拷贝数变异以及基因多态性等，临床实践中可应用PCR、RQ-PCR以及dPCR等技术对这些分子指标进行检测，达到对疾病的诊断分型、疗效判定、预后评估、可测量的残留病（measurable residual disease，MRD）监测、指导靶向治疗以及移植物植入效率鉴定的目的。

1.诊断分型

融合基因是急性白血病主要的分子生物学异常，在白血病诊断分型中扮演重要角色。自2001年以来，WHO已将数十种融合基因作为造血和淋巴组织肿瘤疾病分类的基本分子特征。通过Nested PCR、RQ-PCR或dPCR技术均可检测白血病患者外周血或骨髓中的融合基因，达到诊断分型的目的。2016年修订版WHO分类继续专注于有意义的重现性遗传学异常和融合基因类型来定义特定亚型的血液肿瘤，不同亚型的白血病中常见的融合基因如下。

（1）急性早幼粒细胞白血病伴 *PML::RARA*，本亚型也可出现以下融合基因 *PLZF::RARA*、*NUMA::RARA*、*STAT5b::RARA*、*BCOR::RARA*、*TBLR1::RARA* 和 *FIP1L1::RARA* 等。

（2）急性髓系白血病伴 t（8；21）（q22；q22.1）；*RUNX1::RUNX1T1*。

（3）急性髓系白血病伴 inv（16）（p13.1q22）或 t（16；16）（p13.1；q22）；*CBFβ::MYH11*。

（4）急性髓系白血病伴 t（6；9）（p23；q34.1）；*DEK::NUP214*。

（5）急性髓系白血病伴 t（1；22）（p13.3；q13.3）；*RBM15::MKL1*。

（6）急性髓系白血病伴 t（9；11）（p21.3；q23.3）；*MLLT3::KMT2A*。

（7）急性巨核细胞白血病伴 t（1；22）（p13；q13）；*RBM15::MKL1*。

（8）急性髓系白血病伴 *BCR::ABL1*（临时分类）：*BCR::ABL1*。

（9）慢性髓细胞性白血病：*BCR::ABL1*。

（10）急性淋巴细胞白血病伴 t（9；22）（q34；q11）；*BCR::ABL1*。

（11）BCR-ABL1 样急性淋巴细胞白血病：CRLF2 重排、*JAK2* 或 *EPOR* 重排、*ETV6::JAK2*、*ETV6::ABL1*、*ETV6‐NTRK3*、*TCF3::ZNF384*、*NUP214::ABL1* 等。

（12）急性淋巴细胞白血病伴 t（12；21）（p13；q22）；*ETV6::RUNX1*。

（13）急性淋巴细胞白血病伴 t（1；19）（q23；p13）；*TCF3::PBX1*。

（14）髓系/淋系肿瘤伴嗜酸性粒细胞增多和 *PDG-FRA*、*PDGFRB* 或 *FGFR1* 重排或 *PCM1-JAK2* 重排：*FIP1L1::PDGFRA* 或具有 *PDGFRA* 重排的变异融合基因，*ETV6::PDGFRB* 融合基因或 *PDGFRB* 重排。

另外，血液系统疾病中往往存在基因异常表达现象，其中临床应用最为广泛的有 *MECOM*（也称为 *EVI1*）、*WT1* 等基因，利用 RQ-PCR 技术检测这些基因的异常表达有助于辅助诊断恶性血液病。

除此之外，免疫球蛋白（immunoglobulin，Ig）和 T 细胞受体（T cell receptor，TCR）基因重排技术被广泛用于辅助诊断淋巴瘤和多发性骨髓瘤，能够有助于识别淋巴细胞的克隆性改变。

2.疗效判定

血液肿瘤在诱导缓解、巩固化疗及维持治疗期间均存在重要判定治疗效果的时间节点，对具有明确分子标记物的血液肿瘤，分子水平缓解深度越深，疗效越好，预后越好。比如 CML 在用酪氨酸激酶抑制剂（tyrosine kinase inhibitor，TKI）治疗后 3 个月，*BCR::ABL* 国际标准值（BCR-ABL international scale，BCR-ABL^{IS}）≤10%，被定义为最佳早期分子学反应（early molecular response，EMR）。对无国际标准值的融合基因，可通过转录本下降log值来判断肿瘤负荷变化。《急性髓系白血病微小残留病监测与临床解读中国专家共识（2021年版）》指出，对伴t（8；21）的AML，巩固治疗2个疗程后 *RUNX1::RUNX1T1* 转录本下降大于3-log表明疗效较好。大量临床研究结果显示，2个疗程的巩固治疗后 *CBFβ::MYH11/ABL* 水平大于0.1%的AML患者复发风险明显升高。对于泛白血病分子标记物 *WT1* 转录本来说，治疗后 *WT1* mRNA居高不下表明治疗效果不佳。

3.预后评估

（1）AML：AML患者的遗传学异常对预后分层同样具有重要价值，与其他因素结合分析，可帮助筛选高危组患者、抢先治疗或尽早为造血干细胞移植做准备，为患者争取更多的生存机会。2022年欧洲白血病网（ELN）对于融合基因异常的AML进行了明确的预后分层：*PML::RARA*、*RUNX1::RUNX1T1*、*CBFβ::MYH11* 预后良好；*MLLT3::KMT2A* 预后中等；*DEK::NUP214*、*BCR::ABL1* 和 *KAT6A::CREBBP* 等融合基因、*MECOM* 重排、*KMT2A* 重排等预后不良。

（2）ALL：根据2022年NCCN指南，伴有 *ETV6::*

RUNX1 的 B-ALL 预后良好，但容易晚期复发。伴有 *IGH::IL3* 融合基因的 ALL 预后中等，伴有 *BCR::ABL1* 的 B-ALL 预后不良。*BCR::ABL1* 样淋巴细胞白血病（ph-like ALL）累及 *CRLF2* 重排、*ABL1*、*ABL2*、*JAK2*、*EPOR* 等多种融合基因，总体来说，该类疾病预后不良。累及 *MECOM* 重排，*TCF3::HLF* 等 B-ALL 预后不良。

4.MRD 监测

在血液肿瘤的治疗关键节点用低于传统形态学检测多个数量级的方法学可检测到微量恶性肿瘤细胞，对具有明确分子标记物的血液肿瘤进行 MRD 监测，可判定治疗效果或监测疾病复发状况。CML 中国诊断与治疗指南（2020 年版）指出 CML 患者需规范化监测 *BCR::ABL1*^{IS}。目前，*BCR::ABL1*^{IS} 监测的金标准仍然是 RQ-PCR 的方法，它可监测 CML 患者的分子反应里程碑及 *BCR::ABL1*^{IS} 的多个水平的分子学反应（表11）。另外，RQ-PCR 监测将 CML 患者分层为"最佳应答者"、"警告病例"和"失败患者"。"最佳应答者"能够继续相同 TKI 治疗方案；"警告病例"考虑可能的 TKI 变更，"失败患者"第3、6或12个月没有达到分子里程碑需要立即改变治疗方案。与 RQ-PCR 相比，dPCR 在低肿瘤负荷（小于 10^{-4} 阳性）时表现出更好的精密度，且可绝对定量，但目前国际上尚未对 dPCR 的监测方法的标准化达成共识。

表11 治疗中 CML 患者 BCR::ABL1^{IS} 的分子反应里程碑

	最佳	警告	失败
基线	NA	高危 ACA，高危 ELTS 得分	NA
3个月	≤10%	大于 10%	大于 10%（如果在 1~3 个月内确认）
6个月	≤1%	大于 1%~10%	大于 10%
12个月	≤0.1%	大于 0.1%~1%	大于 1%
任何时间	≤0.1%	大于 0.1~1%，MMR 丢失（≤0.1% 丢失）	大于 1%，耐药突变，高危 ACA

NA：不适用；ACA：Ph⁺细胞的额外的染色体异常；ELTS：长期生存得分。

对无国际/国内标准值的融合基因，可通过转录本下降 log 值来判断肿瘤负荷变化。如 AML 治疗后持续存在伴有融合基因 *RUNX1::RUNX1T1*、*CBFβ::MYH11* 以及 *PML::RARA* 是预测 AML 复发的可靠分子标记物。对伴 t（8；21）的 AML，巩固治疗 2 个疗程后 *RUNX1::RUNX1T1* 转录本下降大于 3-log 是预后良好的标志，复发率明显低于下降小于或等于 3-log 的患者；APL 患者治疗结束后，*PML::RARA* 从 MRD 阴性（低于检测灵敏度）转为阳性，预警APL血液学复发。

5.指导靶向治疗

血液病已进入分子靶向治疗时代，其中，最经典的就是TKI。CML一旦确诊即可服用TKI，绝大多数患者从中获益。不同患者分子缓解深度不同，对疗效不佳或有复发倾向者，要检测*ABL1*基因的突变情况，对耐药患者及时更换不同TKI。另一重要的疾病为APL，一旦检出*PML::RARA*融合基因，患者可在维甲酸或三氧化二砷的诱导缓解治疗过程中获益；伴*PLZF::RARA*融合基因的APL患者可能对组蛋白去乙酰化酶抑制剂有反应，对ATRA或三氧化二砷耐药。*FIP1L1::PDGFRA*相关的嗜酸性粒细胞症的髓系/淋系肿瘤对TKI有反应；*ETV6::PDGFRB*融合基因或其他*PDGFRB*重排相关的髓系/淋系肿瘤也对TKI有反应；而*FGFR1*重排相关的MPN或急性白血病预后不良，对TKI无反应。

二、一代测序技术

（一）历史沿革

一代测序技术又称为Sanger法测序或双脱氧末端终止法测序，是一种用于测定DNA核苷酸序列的链终止方法。该法由两届诺奖得主Laureate和其同事开发，并于

1977年利用Sanger测序发表第一个完整的生物体基因组序列。1987年，美国的Leroy以及Michael建立了自动化Sanger测序流程，将荧光染料标记双脱氧核糖核酸（dideoxyribonucleotide triphosphate，ddNTP）代替放射性分子标记引入测序，且通过计算机直接分析毛细管电泳的数据，准确率高，沿用至今，仍是DNA测序技术的金标准。

（二）技术原理

1.Sanger测序技术原理

Sanger测序的核心原理是ddNTP缺乏将DNA连接在一起的磷酸二酯键所需的3-羟基基团（OH），因此结合导致链终止。通过在正常的PCR扩增体系中加入一定比例的ddNTP，可生成不同长度由特定ddNTP终止的片段。然后用毛细管电泳鉴定每个片段的终止碱基，并根据片段长度读取序列。

2.片段分析技术原理

基于毛细管电泳的一代测序仪同时也是一台片段分析仪，基本原理是用毛细管电泳分离荧光标记PCR扩增后的DNA片段，不同长度DNA片段可通过电泳分离，相同长度片段可通过不同荧光标记来区分，并通过分子量标准得到各DNA片段的大小，达到基因分型以及相对定量的目的。片段分析是一种功能强大的技术，具有简单、直接的工作流程，应用广泛，如突变检测、基因分型、短串联重复序列（short tandem repeat，STR）识别和基因表达谱分析。

（三）操作流程

一代测序操作流程见图25。

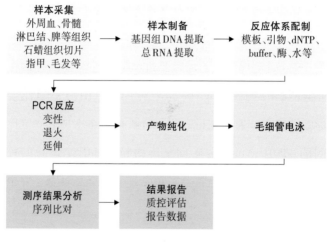

图25　一代测序操作流程图

（四）适应证

一代测序技术可用于血液肿瘤的指导靶向治疗、移植物植入鉴定、HLA基因分型检测等。由于其检测敏感性低、检测通量小，其在血液肿瘤的诊断分型、疗效判定、预后评估和 MRD 监测等方面的临床应用几乎被 NGS 所取代，目前，一代测序技术在该方面的应用可作为 NGS 技术的补充，主要用于某些特定基因的验证，如 FLT3、CEBPA 等。

1.指导靶向治疗

对于耐药的 CML 患者需要定期进行 *BCR::ABL1* 激酶突变检测明确 ABL1 基因是否出现耐药相关突变，并及时使用新一代 TKI 药物。吉瑞替尼作为第二代 FLT3 抑制剂，对 FLT3-ITD 和 FLT3 酪氨酸激酶结构域（FLT3-TKD）2 种不同的突变具有抑制作用。主要用于治疗携带 FLT3 突变的复发或难治性（耐药）的 AML 成人患者。另外，在 Ph-like ALL 患者中，*ABL1*、*ABL2*、*CSF1R* 和 *PDGFRB* 融合基因的存在可能对达沙替尼敏感、*EPOR* 和 *JAK2* 重排可能对柔红霉素敏感、*ETV6::NTRK3* 融合基因可能对克唑替尼敏感。

2.移植物植入鉴定

动态监测异基因造血干细胞移植（allo-HSCT）后不同免疫细胞亚群的嵌合状态，有利于预判移植物植入、减少疾病复发和移植物排斥、降低移植物抗宿主病（graft versus host disease，GVHD）发生风险。利用 PCR

技术结合毛细管电泳进行短串联重复序列（short tandem repeat，STR）分析移植物的嵌合率可用于鉴定移植物植入是否成功。

3.HLA基因分型检测

异基因造血干细胞移植成败的关键之一是供患者之间HLA配型匹配程度，匹配程度越差，发生GVHD概率越大，疾病越严重。以一代测序为基础的分型方法（SBT）是目前国际公认的HLA分型的金标准，分型结果为高分辨。临床上HLA配型主要检测HLA-A、HLA-B、HLA-C、DRB1、DQB1、DPB1等位点。

三、二代测序技术

（一）历史沿革

2005年Rothberg创立了454 Life Science公司，率先推出基于焦磷酸测序原理的Genome Sequencer 20高通量测序（high-throughput sequencing，HTS）系统，在测序史上具有里程碑意义，将测序推进到规模化进程，是高通量测序先行者。紧接着，2006年Illumina公司推出Solexa高通量测序系统，2007年Life Technologies公司推出SOLID高通量测序系统。上述3种高通量测序系统出现标志着新一代测序技术的诞生。

此外，高通量测序技术还包括2010年Life Technologies公司收购Ion Torrent后推出的Ion PGM/Ion Proton测序系统，以及华大基因收购美国Complete Genomics（CG）公司后于2014年推出的基于CG平台的BGISEQ-1000/500测序系统。通常将2005年出现的高通量测序技术称为第二代测序技术。高通量测序是对传统Sanger测序的革命性变革，解决了一代测序一次只能测定一条序列的限制，一次运行即可同时得到几十万到几百万条核酸分子的序列，因此也被称为新一代测序或第二代测序（next generation sequencing，NGS）。第二代测序技术的核心思想是边合成边测序或边连接边测序，即通过捕捉新合成的末端标记来确定DNA的序列。其最显著的特点是高通量和自动化。不同于第一代测序技术对模板进行体外克隆后进行单独反应，第二代测序技术将模板DNA打断成小片段并通过桥式PCR或乳液PCR对文库进行扩增，同时对几十万到几百万条DNA模板进行测序，所以高通量测序又称为大规模平行测序（massively parallel sequencing，MPS）。

（二）技术原理

二代测序平台有454、SOLiD、Ion Torrent、Solexa

及BGI，不同的测序平台其测序原理不同。

1.454测序原理

将焦磷酸测序技术与乳液PCR及光纤芯片技术相结合，发展成大规模平行焦磷酸测序技术，实现测序过程的高通量。

2.SOLiD测序原理

使用比454平台更小的1 μm微珠进行乳液PCR扩增，以4种荧光标记寡核苷酸的连接反应实现测序，亦称为连接酶测序或两碱基测序。

3.Ion Torrent测序原理

基于离子半导体测序原理，仍然采用边合成边测序的理念，测序文库制备同454测序和SOLiD测序一样采用乳液PCR方法。

4.Solexa测序原理

基于单分子簇的边合成边测序技术，以桥式PCR扩增和可逆末端终止化学反应为原理的大规模平行测序。

5.BGI测序原理

采用非连续、非连锁组合探针–锚定分子链接（cPALTM）技术读取碱基序列。

（三）操作流程

1.样本采集与接收

对于不同临床检测项目，所需送检样本的类型和数量也不相同。通常白血病送检的样本类型是骨髓和外周血，淋巴肿瘤则是新鲜淋巴组织或者石蜡组织切片，而遗传性疾病可使用外周血、口腔拭子、毛发（带毛囊）等正常组织进行检测。

接收样本时，应注意样本是否使用正确的采集管，样本是否存在溶血、凝血、脂血以及破损的情况，并确认样本量是否足够。一般建议单个检测项目送检的样本量不低于1 mL，可根据患者白细胞数酌情减少或增加样本量。若同时检测多个检测项目，可合并送检样本。此外，一些特殊检测，比如进行疾病的MRD监测时，需要送检足量样本以保证检测灵敏度。对于大多数白血病患者来说，建议送检骨髓，若外周血中肿瘤负荷较高，可使用外周血替代骨髓；淋巴肿瘤送检组织样本，需注意选取肿瘤所在位置的组织，若不存在侵犯骨髓情况，则不建议送检骨髓；此外，石蜡包埋组织切片使用福尔马林固定的时间不宜过长（最好不要超过48 h），否则会造成后续提取的核酸质量下降，且在蜡片制作过程中一定要防止样本交叉污染。RNA检测项目建议样本采集后放置在PAXgene全血/骨髓RNA采集管中长途送检，以保证后续提取的RNA质量良好。

2.靶向基因测序（TGS）及全外显子组测序（WES）流程

TGS与WES整体原理相同，它们针对基因组中的特定区域定制探针并通过杂交捕获实现对目标DNA的富集，最终进行高通量测序。二者的主要区别在于WES会对基因组中全部外显子区域进行富集，而TGS只富集特定的目标基因。此外，二者的应用场景也有差异，WES是主要用来识别和研究与疾病相关的编码区及调控区域相关遗传突变的技术手段，而TGS的检测范围较为灵活可根据实际需求进行定制或调整。TGS及WES的主要操作流程如下。

（1）DNA提取：对原始样本进行质量评估（是否凝血、溶血、样本量等），再对样本进行编号排序，将样本按照标号加入样本槽使用全自动核酸提取仪进行提取。

（2）核酸质检：使用nanodrop仪器对DNA进行纯度检测，使用qubit仪器对DNA进行浓度检测，必要时使用片段分析仪进行片段分析。

（3）文库制备：对DNA进行定量定体积稀释及酶切打断，再对DNA片段进行末端修复、A尾添加、接头连接及连接产物纯化筛选，最后对文库进行扩增、纯化及质检。

（4）混库及杂交捕获：根据需求对多个文库进行混合，并使用蒸发仪浓缩至特定体积，将探针与文库进行PCR杂交，再对杂交后文库纯化、扩增，最后对扩增产物进行纯化、质检。

（5）上机测序：将构建好的文库按照固定浓度进行稀释，并对稀释后的文库进行变性，最后将样本转移至上机载体进行测序。

（6）生信分析：根据index信息拆分出各个样本的原始下机数据（raw data），以fastq格式存储，基于原始数据，依次完成数据质控（QC）、比对（alignment）、变异检测（SNP/InDel calling，copy number variation）等。

3.全转录组测序（WTS）流程

WTS又称RNA-seq，就是把mRNA、小RNA和非编码RNA（ncRNA）等全部RNA使用高通量测序技术进行测序分析的技术。对肿瘤样本进行总RNA的提取，去除核糖体 RNA（rRNA）后，进行文库构建及测序。WTS 主要操作流程如下。

（1）RNA 提取：从保存于 PAXgene Blood RNA Tube 中的全血或者骨髓中提取总 RNA 并质检。

（2）RNA 纯化：去除核糖体 RNA（rRNA）并使 RNA 片段化。

（3）文库制备：合成双链 cDNA（先后合成 cDNA 第一链与第二链），而后进行末端修复及 dA-tailing-UMI 接头连接，再用磁珠纯化连接产物，并进行 PCR 扩增及纯化。

（4）混库：同上。

（5）上机测序：同上。

（6）生信分析：同上。

4.BCR/TCR 重排 MRD 测序

MRD 测序对治疗前肿瘤样本中的 BCR/TCR 基因进行多重 PCR 扩增和测序分析，确定肿瘤克隆，然后在治疗后样本中检测肿瘤克隆负荷水平，准确评估 MRD 水平。BCR/TCR 重排 MRD 测序主要操作流程如下。

（1）DNA 提取：提取 DNA 并使用 Qubit™ dsDNA BR Assay Kit 对 DNA 样品进行浓度检测，使用 2% 琼脂糖凝

胶电泳对 DNA 样品进行完整性检测，要求 DNA 完整无降解。

（2）目标区域多重 PCR：据 DNA 总量及检测灵敏度要求，确定建库 DNA 起始量。使用多重 PCR 引物体系对 DNA 进行目标区域 PCR 扩增（此步需添加阳性与阴性对照）。

（3）样本 Index PCR：对上步中的纯化后的 PCR 产物进行第二轮 PCR 引入测序接头序列和文库标签 Index。

（4）文库 QC：使用 Qubit™ dsDNA HS Assay Kit 对文库进行浓度检测，使用 1.5% 琼脂糖凝胶对文库进行电泳检测，阳性参照可见明显的 250~500bp 左右目标条带，阴性应无条带产生或只有 200bp 以下的引物二聚体。

（5）上机测序：同上。

（6）生信分析：同上。

5.质量控制

二代测序的检测步骤多、操作复杂以及周期较长，质量控制极为关键，以下要点必须严格遵守。

（1）实验操作过程需要严格按照 SOP 进行，实验过程需要双人复核，关键步骤必须进行拍照摄像。

（2）实验操作过程必须在生物安全柜中进行或尽量

用自动工作站完成，注意核对每一步的样本管编号，避免混用和产生交叉污染。

（3）整个实验过程中避免多管同时开盖操作，进行开盖操作实验时，尽量缩短开盖与空气接触的时间。

（4）实验过程中如发生手套污染或疑似污染，操作人员应立即更换新的手套。

（5）测序文库必须满足定性和定量的要求，如出现失控情况，需要根据实际情况，是核酸提取过程中被污染，或是核酸提取质量差，或是文库构建过程中操作不当等情况，选择重新提取或重新建库等。

（四）适应证

1.血液肿瘤的应用

NGS技术包括TGS、WES、WGS和WTS，这些技术均可临床应用于血液肿瘤的诊断分型、预后分层、治疗方案选择和MRD监测。由于WGS成本较高，目前临床应用主要限于TGS（血液肿瘤相关基因突变）、WES（血液遗传病相关基因突变）和WTS（血液肿瘤相关基因融合及基因表达）。

（1）诊断分型：某些血液肿瘤的诊断，离不开TGS的突变谱检测，如对骨髓增殖性疾病（MPN）TGS检测，可以诊断真性红细胞增多症（PV）、原发血小板增多症（ET）和原发性骨髓纤维化（PMF）。AML和MDS的分型离不开TGS检测，如AML的NPM1亚型、bZIP-CEBPA亚型、TP53亚型等，MDS的SF3B1亚型、TP53等亚型。通过WTS检测罕见和新发现的融合基因，可以诊断罕见和新发现的AML、ALL、MPN等。常见血液肿瘤突变基因panel及结构异常见表12。某些非血液肿瘤的诊断和排除，也需要TGS检测，如意义不明的克隆造血（CHIP）、意义不明的克隆性血细胞减少（CCUS）、再生障碍性贫血（AA）、阵发性睡眠性血红蛋白尿（PNH）等。

表12 常见血液肿瘤突变基因和结构异常

疾病种类	突变基因	结构变异
MDS和MDS/MPN	*ASXL1*,*BCOR*,*BCORL1*, *CBL*,*CEBPA*,*CSF3R*, *DDX41*,*DNMT3A*,*ETV6*, *ETNK1*,*EZH2*,*FLT3-ITD*, *FLT3-TKD*,*GATA2*,*GNB1*, *IDH1*,*IDH2*,*JAK2*,*KIT*, *KRAS*,*KMT2A-PTD*,*NF1*, *NPM1*,*NRAS*,*PHF6*, *PPM1D*,*PRPF8*,*PTPN11*, *RAD21*,*RUNX1*,*SAMD9*, *SAMD9L*,*SETBP1*,*SF3B1*, *SRSF2*,*STAG2*,*TET2*,*TP53*, *U2AF1*,*UBA1*,*WT1*,*ZRSR2*	

左侧竖排：中国肿瘤整合诊治技术指南（CACA）

疾病种类	突变基因	结构变异
MPN 和肥大细胞增多症	*ASXL1，CALR，CBL，CSF3R，DNMT3A，EZH2，IDH1，IDH2，JAK2，KIT，KRAS，MPL，NRAS，PTPN11，RUNX1，SETBP1，SF3B1，SH2B3，SRSF2，TET2，U2AF1，ZRSR2*	*BCR::ABL1*
嗜酸细胞增多症	*ASXL1，CBL，DNMT3A，EZH2，KRAS，NRAS，NRAS，RUNX1，SF3B1，SRSF2，STAT5B，TET2，U2AF1*	*BCR::ABL1，FGFR1::R，FLT3::R，JAK2::R，PDGFRA::R，PDGFRB::R*
AML	*ASXL1，BCOR，CEBPA，DDX41，EZH2，FLT3-ITD，FLT3-TKD，IDH1，IDH2，NPM1，RUNX1，SF3B1，SRSF2，STAG2，TP53，U2AF1，ZRSR2*（必要的）*ANKRD26，BCORL1，BRAF，CBL，CSF3R，DNMT3A，ETV6，GATA2，JAK2，KIT，KRAS，NRAS，NF1，PHF6，PPM1D，PTPN11，RAD21，SETBP1，TET2，WT1*（推荐的）	*BCR::ABL1，CBFB::MYH11，DEK::NUP214 MECOM::R，KMT2A::R，NUP98::R，RUNX1::RUNX1T1，PML::RARA*

疾病种类	突变基因	结构变异
B-ALL	CREBBP,CRLF2,FLT3, IDH1,IDH2,IKZF1,IL7R, JAK1,JAK2,JAK3,KMT2D, KRAS,NF1,NRAS,PAX5, PTPN11,SETD2,SH2B3, TP53	ABL1::R, ABL2::R, CRLF2::R, CSF1R::R, DUX4::R, EPOR::R, ETV6::R, JAK2::R, KMT2A::R, MEF2D::R, NUTM1::R, PAX5::R, PDGFRA::R, PDGFRB::R, TCF3::R, ZNF384::R
T-ALL	DNMT3A,ETV6,EZH2, FBXW7,FLT3,IDH1,IDH2, IL7R,JAK1,JAK3,KRAS, MSH2,NOTCH1,NRAS, PHF6,PTEN,U2AF1,WT1	BCL11B::R, LMO2::R, MYB::R, NUP::ABL1, NUP214::R, STIL::R, TAL::R, TLX1::R, TLX3::R

疾病种类	突变基因	结构变异
淋巴瘤	ASXL1，ATM，BCL2，BCOR，BIRC3，BRAF，B2M，CARD11，CCND3，CCR4，CDKN2A，CDKN2B，CD28，CD79A，CD79B，CREBBP，CXCR4，DNMT3A，EP300，EZH2，FYN，GNAI2，JAK1，JAK2，JAK3，ID3，IDH2，IL4R，IRF4，IRF8，ITPKB，KLF2，KMT2D，MAP2K1，MEF2B，MYC，MYD88，NFKBIE，NOTCH1，NOTCH2，NSD2，PIK3CD，PIM1，PLCG1 PTPRD，RHOA，SETD2，SF3B1，SOCS1，STAT3，STAT5B，STAT6，TCF3，TNFAIP3，TNFRSF14，TET2，UBR5，XPO1	ALK::R，BCL2::R，BCL6::R，BCL10::R，CCND1::R，CCND2::R，CCND3::R，CD274::R，CD28::R，CIITA::R，ERBB4::R FOXP1::R，FRK::R，FYN::TRAF3IP2，IGH::R，IRF4::R，ITK::SYK，ITK::FER，JAK2::R，MALT1::R，ROS1::R，TP63::R，TYK2::R，VAV1::R

疾病种类	突变基因	结构变异
多发性骨髓瘤（推荐 D138 + 磁珠分选）	*ARID1A*,*ARID2*,*ATM*,*BCL7A*,*BIRC3*,*BRAF*,*BRCA1*,*BRCA2*,*CARD11*,*CSF3R*,*CXCR4*,*CYLD*,*DIS3*,*DNMT3A*,*EGFR*,*EP300*,*FAM46C*,*FAT4*,*FG-FR3*,*H1-4*,*HRAS*,*HUWE1*,*IDH1*,*IDH2*,*IKZF3*,*IRF4*,*KDM6A*,*KMT2B*,*KMT2D*,*KRAS*,*MAX*,*MYC*,*MYD88*,*NRAS*,*PIK3CA*,*PRDM1*,*PRKD2*,*PSMB5*,*PTPN11*,*RB1*,*SETD2*,*SETDB1*,*SF3B1*,*SOCS1*,*SP140*,*SPEN*,*STAT3*,*TENT5C*,*TET2*,*TNFAIP3*,*TP53*,*TRAF3*,*UBE2A*,*UBR5*,*WH-SC1*,*XBP1*	*CCND1::IGH*,*IGH::MAF*,*NSD2::IGH*,*MYC::R*

（2）预后分层：髓系血液肿瘤的危险度分层，离不开 TGS 检测。根据 2022 年 ELN 对于 AML 的预后分层，*NPM1* 突变不伴 *FLT3-ITD*、*CEBPA* bZIP 结构域的框内突变为预后良好组；*NPM1* 突变伴 *FLT3-ITD*、野生型 *NPM1* 伴 *FLT3-ITD*（不存在其他不良预后的遗传学异常）为预后中等组；伴*ASXL1*、*BCOR*、*EZH2*、*RUNX1*、*SF3B1*、*SRSF2*、*STAG2*、*U2AF1* 和/或 *ZRSR2* 基因突变、

TP53 基因突变（VAF 大于或等于 10%）为预后不良组。

MDS 的分子遗传学预后模型 IPSS-M 整合了 32 种 MDS 相关基因突变，与 R-IPSS 预后分类模型相比，IP-SS-M 显著优化了 MDS 的预后分层。

目前 MPN 中的 PV、ET 和 PMF 预后模型中均整合了 MPN 相关突变基因。在 MPN 中，最为常见的三个基因突变为 *JAK2*、*CALR* 和 *MPL*，不同的基因突变组合在不同亚型 MPN 中具有不同预后意义，具体如下。

1）PMF 预后良好或生存率高：*CALR* 突变与 *JAK2* 突变和 *JAK2*、*MPL* 与 *CALR* 基因均未突变的"三阴" *PMF* 相比，总生存期更高；与 *JAK2* 突变相比，血栓形成风险更低；*CALR* 突变不伴 *ASXL1* 突变患者生存期中位数 10.4 年。

2）PMF 预后中等：*JAK2* V617F 突变或 *MPL* W515L/K 突变与 *CALR* 突变相比，预后中等且血栓形成风险更高；*CALR* 与 *ASXL1* 基因均突变或 *CALR* 与 *ASXL1* 均未突变 PMF 患者生存期中位数 5.8 年。

3）PMF 预后不良或生存率降低："三阴"患者与 *JAK2* 突变和/或 *CALR* 突变 PMF 患者相比，无白血病生存率更低，与 *CALR* 突变 PMF 患者相比，总生存率（OS）

降低；*ASXL1* 或 *IDH1/2* 突变与造血干细胞移植后较低 OS、无白血病生存率以及无进展生存率（progression-free survival，PFS）独立相关；*CALR* 未突变伴 *ASXL1* 突变患者生存期中位数 2.3 年；*EZH2*、*RAS* 或 *SRSF2* 基因突变与 OS 降低相关；*U2AF1*、*DNMT3A* 或 *CBL* 基因突变与接受异基因造血干细胞移植的骨髓纤维化患者 OS 降低相关；*U2AF1* Q157 突变与 *U2AF1* S34 突变或 *U2AF1* 未突变 PMF 患者相比，OS 较低；*TP53* 突变与白血病转化相关。

4）PV 预后良好或生存率高：*CALR* 突变与 *JAK2* 突变 ET 相比，*CALR* 突变患者血栓形成风险更低。

5）PV 预后中等：与 *JAK2* V617F 突变 PV 相比，*JAK2 EXON12* 突变 PV 患者在诊断时年龄更小，平均血红蛋白/红细胞压积增加，平均白细胞和血小板计数降低。但是，这两种 *JAK2* 突变在血栓形成率、骨髓纤维化或白血病转化以及死亡均相似。

6）PV 预后不良或生存率降低：*TP53* 突变与无白血病生存率降低相关；*ASXL1*、*SH2B3*、*IDH1/2*、*U2AF1*、*SRSF2*、*SF3B1*、*EZH2*、*TP53*、*RUNX1* 基因中存在一种及以上不良突变则与 OS 降低相关，且与年龄和核型无关；*U2AF1* 或 *SF3B1* 基因突变影响无骨髓纤维化患者生存率；*EZH2* 和 *RUNX1* 基因突变影响无白血病生存率。

（3）治疗方案选择：髓系血液肿瘤的预后分层不同，治疗方案的选择完全不同。如低危 AML，首选化疗，并根据治疗后预后评估可不选择造血干细胞移植（HSCT）；但中高危 AML 患者，诱导治疗缓解后，首选HSCT。低危 MDS 患者，以缓解症状，提高生活质量和延缓向高危 MDS 转化为主，采用的治疗方法以支持治疗、免疫调节、去甲基化药物治疗为主；而高危 MDS 则以消除恶性肿瘤细胞，延缓其向 AML 转化为主，只能采用化疗、靶向治疗、HSCT 等。此外，髓系血液肿瘤的靶向治疗，离不开 TGS 检测。如 AML 的 FLT3 抑制剂、IDH 抑制剂、MPN 的 JAK2 抑制剂等。

（4）MRD 监测：血液肿瘤中 *NPM1*、*DNMT3A*、*IDH1/2* 等基因突变，可以采用 RQ-PCR 和 dPCR 方法等替代方法进行 MRD 监测。由于复发时某些突变频繁丢失或获得，不建议使用 *FLT3-ITD*、*FLT3-TKD*、*NRAS*、*KRAS*、*IDH1*、*IDH2*、*MLL-PTD* 和 *EVI1* 的表达水平作为 MRD 的单一标志物。

2018 年美国食品和药品监督管理局（FDA）批准一

款 ClonoSEQ 检测试剂盒，该试剂盒通过 NGS 技术，检测 BCR/TCR 重排，用于急性淋巴细胞白血病（ALL）和多发性骨髓瘤（MM）的 MRD 检测，其优点是应用范围广、几乎所有患者均可检测、特异性好、敏感性高，可达到 10^{-6}，可采用外周血检测；缺点是检测时间长、费用偏高、需要初诊患者对照检测。

2021 年 ELN 推荐采用去错-TGS 配合 FCM 检测 AML 患者 MRD，检测下限为 10^{-3}。其优点是准确性高，可同时检测多种突变基因的动态变化，缺点也是检测时间长，费用偏高。此外，TGS 也可检测其他髓系血液肿瘤，如 MDS、MPN 的克隆演变，依此辅助判定患者的疾病进展、恶性转化过程。

2.胚系家族易感突变筛查

致病胚系家族易感突变导致的血液肿瘤约占 0.42%。其中髓系肿瘤占大多数，少数可发生在淋系和浆细胞肿瘤。约 30% 胚系家族易感突变导致的血液肿瘤患者有肿瘤或遗传病家族史，但并非所有的胚系易感突变都致病。胚系易感突变是否具有致病性，需要根据美国医学遗传学和基因组学学会（ACMG）以及分子病理学协会（AMP）发布的种系遗传变异解释指南，由美国国立卫生研究院（NIH）资助的临床基因组资源（ClinGen）联盟进行进一步序列变异致病性评价。WHO发布的2017年第4版修订版造血淋巴系统肿瘤分类中，胚系易感相关髓系肿瘤亚型分三大类，第一类是由 *CEBPA* 和 *DDX41* 胚系异常引起的无血小板异常和脏器功能失调的髓系肿瘤；第二类是由 *RUNX1*、*ANKRD26* 和 *ETV6* 胚系异常引起的伴血小板异常的髓系肿瘤；第三类是 *GATA2* 胚系异常或伴有其他脏器功能障碍（骨髓衰竭综合征、端粒生物学障碍、努南综合征及唐氏综合征等）的髓系肿瘤。临床工作中，对于疑似下列血液肿瘤的患者建议接受胚系易感突变基因筛查：①有两种或两种以上肿瘤患者。②TGS 检测出胚系易感突变基因且 VAF 大于30%。③两代以内至少有一种肿瘤或遗传病家族史。筛查标本首选毛囊或指甲，不建议选择唾液或口腔咽拭子。筛查时间在治疗前和移植前。筛查对象除了患者本人，还应包括可能提供骨髓的供着亲属，其目的是要避免输给移植患者带有胚系易感突变基因的供体。

第五章

血液病理综合诊断

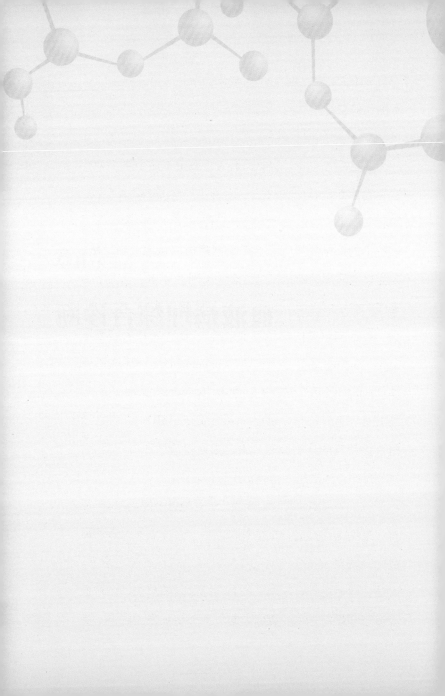

从十九世纪开始至今，病理学尤其血液病理学经过了漫长发展历程，同时也取得了巨大进步。不仅通过染色对组织切片和体液标本进行形态观察，还对血液、骨髓和淋巴结等病变认识更加清晰，奠定了形态学作为血液病理诊断基石的重要地位，而且在过去的几十年里，随着免疫组化、流式细胞术、遗传学及分子生物学等现代技术的蓬勃发展，人们对血液疾病的认识更加深入，也为血液病理诊断在传统形态学基础上增加了新的诊断维度，使血液病理的诊断方法及诊断模式发生巨大转变，由最初单纯的"形态学诊断"，逐步发展为基于形态学（morphology）、免疫学（immunology）、细胞遗传学（cytogenetics）和分子生物学（molecular biology）的"MICM"多学科整合诊断模式（MDT to HIM），为临床提供更精确的诊断分型、治疗指导和预后评估等信息，血液疾病也随之进入精准诊疗时代。

从方法学角度，形态学仍然是血液疾病诊断最经典、最基本的方法，也是首选方法，一方面，独特的形态学特征对于某些疾病的诊断具有决定性的提示意义，因此，通过对器官组织结构和细胞形态的观察，可行初步形态学诊断；另一方面，基于形态学观察，为下一步检测提供方向，其他辅助检查（如免疫表型分析、分子遗传学检测等）也必须在形态分析基础上才能合理选择、使用和解读。形态学包括细胞形态学（外周血和骨髓涂片）和组织形态学（骨髓活检、淋巴结活检等），两者在骨髓形态诊断中的作用各有所侧重。骨髓涂片主要用于评估各系列、各阶段细胞的比例和单个细胞形态细节，尤其是粒系、红系和单核系细胞的识别、区分及观察有无形态发育异常等；而骨髓活检则更侧重于骨髓增生程度、造血细胞的组织形态（分布及形态等），尤其是巨核细胞的分布和形态、非造血细胞、间质成分、骨小梁变化等内容的观察。二者互相补充、相辅相成，缺一不可，联合使用可提高疾病诊断率，减少误诊和漏诊。

免疫表型检测用于确认细胞的系列和阶段、判断肿瘤的免疫表型，进而进行疾病的诊断和分型，是大部分血液病诊断的关键客观指标，也是应用最广泛的辅助检测方法，包括免疫组化与流式两种方法。流式细胞术具有敏感性高、特异性强、检测周期短、抗体种类丰富、适用标本类型多样、可定性和定量、克隆性检测及微小残留病监测等诸多优势，在血液病诊断中发挥无可比拟的作用，尤其在急性白血病、某些类型淋巴瘤（如小B细胞类淋巴瘤、T/NK细胞淋巴瘤等）。但该法同时存在一定局限性，最大弱点在于无法与组织形态学相结合分析，除此之外，对标本要求高（必须新鲜标本）等特点也致应用局限性；免疫组化最大特点是可在组织原位进行标记，将免疫表型与形态学相结合分析做出明确诊断。因此，在血液病诊断中，两种方法可相互补充。

随着血液病学发展，遗传学和分子生物学检测在血液病诊断中的地位日益提升，该领域技术不仅用于疾病诊断分型、危险度分层、预后评估和MRD监测，也为靶向治疗及病理生理机制研究提供重要依据，使血液病理进入精准诊疗时代。常用方法包括染色体核型（R带、G带）分析、荧光原位杂交（FISH）、比较基因组杂交、PCR、多重PCR、数字PCR、基因测序（一代测序、NGS等）和基因芯片等。

另需特别强调的是，独特的临床特征对于某些血液疾病而言，也是重要的确诊和分型依据，因此，临床医生有义务也有责任为病理医师提供必要且详尽的临床信息，如患者年龄、性别、症状体征、病变部位、临床病史、治疗史、相关病原学、影像学及其他实验室检查结果等，而病理医生也必须将必要的临床信息融入整合诊断中，必要时可行临床—病理多学科讨论。

从疾病的角度，各种方法学在不同疾病诊断中的重要性不尽相同。如急性白血病，精确诊断与分型除了基本形态学和免疫表型评估外，遗传学和分子生物学检测尤为重要，也是必要检测项目；对淋巴瘤的诊断，目前仍是以形态学和免疫表型检测为最主要方法，几乎所有淋巴瘤均需进行病理组织学检查和免疫表型检测方能确诊，只有部分特殊或疑难病例的诊断和鉴别诊断需辅以如PCR、FISH等其他必要的分子或遗传学检测；骨髓增殖性肿瘤的诊断主要依赖于形态学、遗传学和/或分子生物学检测，免疫表型检测通常没有必要，除非发生急性白血病转化；骨髓增生异常综合征这组疾病的特点决定了其诊断时应在形态学和遗传学检查为主的基础上，尽可能多地结合细胞化学、分子生物学、临床病史等多方面信息以明确诊断。简言之，血液病理诊断方法和检测项目众多，诊断时并非项目越多越好，而应根据疾病类型和特点不同，有针对性、动态地选择必要且有效的辅助检查。

总之，不同的血液病在形态学、免疫表型、遗传学及分子生物学等方面具有各自独有的特征，而不同学科、不同方法学在诊断中又具有各自的优缺点，因此，没有任何一个"金标准"可定义所有疾病，诊断时既要恰当选择相应检测方法，也要对包括临床信息在内的各项检测结果进行全面评估和信息整合，尤其在检测结果完全不一致或临床与病理不符时，能合理解释和解读，进而按国际规范给出最终综合诊断。如为特殊/疑难病例，可在诊断结果中进行讨论和小结，并附上必要参考文献，便于临床理解。因此，一份合格血液病理综合诊断报告内容应包含以下要素：①基本信息：包括患者年龄、性别、取材部位、临床疑诊、送检科室、取材时间等。②标本大体情况：如大小、长短、切面质地等。③镜下形态学描述：应详尽，重点突出疾病特点。④必要的辅助检查结果：包括特殊染色、免疫组化、流式免疫分型、遗传学及分子生物学等检查结果。⑤诊断结果：应将临床信息及病理相关检查结果进行整合，按照国际标准/规范出具最终综合诊断结果，可包括必要的讨论、参考资料及相关的建议。⑥医师签名及报告时间。最终呈现"一个患者、一个诊断、一份报告"。

参考文献

1. Levan A. Chemically induced chromosome reactions in Allium cepa and vicia faba. Cold Spring Harb Symp Quant Biol, 1951, 16: 233-243.

2. Hsu T C. Mammalian chromosomes in vitro Ⅰ: The karyotype of man. J Hered, 1952, 43: 167-172.

3. Tjio J H, Levan A. The chromosome number of man. Hereditas, 1956, 42: 1-6.

4. Nowell P C, Hungerford D A. A minute chromosome in human chronic granulocytic leukemia. Science, 1960, 32: 1497-1501.

5. Caspersson T, Zech L, Johansson C, et al. Identification of human chromosomes by DNA-binding fluorescent agents. Chromosoma, 1970, 30 (2): 215-227.

6. Seabright M. A rapid banding technique for human chromsomes. Lancet, 1971, 2 (7731): 971-972.

7. Dutrillaux B, Lejeune J. Surune nouvelle technique d' analyse du caryotype humain. C R Acad Hebd Seances Acad Sci D, 1971, 272 (20): 2638-2640.

8. Yunis J J. High resolution of human chromosome. Science,

1976，191（4233）：1268-1270.

9.Mullis K B. The unusual origin of the polymerase chain re-
action. Sci Am，1990，262（4）：56-61，64-65.

10.Wang J，Wiess L，Chang K，et al. Diagnostic utility of
bilateral bone marrow examination：Significance of mor-
phologic and ancillary technique study in malignancy.
Cancer，2002，94（5）：1522-1531.

11.中华医学会.临床技术操作规范.病理学分册.北京：
人民军医出版社，2004.

12.陈辉树，杜心垿.我国血液病理学研究50年的回顾.
中华病理学杂志，2005，34（9）：553-555.

13.Clinical and Laboratory Standards Institute. Clinical flow
cytometric analysis of neoplastic hematolymphoid cells：
approved guidelines-second edition. USA，CLSI docu-
ment H43-A2，2007.

14.Lee S H，Erber W N，Porwit A，et al. ICSH guidelines
for the standardization of bone marrow specimens and re-
ports. Int J Lab Hematol，2008，30（5）：349-364.

15.王哲，王瑞安.外科病理取材图解指南第二版.西安：
第四军医大学出版社，2009.

16. Williams P M. The beginnings of real-time PCR. Clin Chem, 2009, 55 (4): 833-834.

17. Erber W N. Diagnostic techniques of hematological malignancies. New York. UK: Cambridge University Press, 2010.

18. 陈辉树. 骨髓病理学. 北京: 人民军医出版社, 2010.

19. 中华医学会血液学分会实验诊断血液学学组. 血细胞形态学分析中国专家共识（2013年版）. 中华血液学杂志, 2013, 34 (6): 558-560.

20. 中华医学会血液学分会实验诊断血液学学组. 血液病细胞-分子遗传学检测中国专家共识（2013年版）. 中华血液学杂志. 2013, 34 (8): 733-736.

21. Min S, Matthew J C, Patricia A, et al. Improved detection rate of cytogenetic abnormalities in chronic lymphocytic leukemia and other mature B-Cell neoplasms with use of CpG-Oligonucleotide DSP30 and interleukin 2 stimulation. Am J Clin Pathol, 2013, 139 (5): 662-669.

22. Morley A A. Digital PCR: A brief history. Biomol Detect Quantif, 2014, 1 (1): 1-2.

23. Roberts K G，Li Y，Payne-Turner D，et al. Targetable kinase-activating lesions in Ph-like acute lymphoblastic leukemia. N Engl J Med，2014，371（11）：1005-1015.

24. Jensen E. Technical review：In situ hybridization. Anat Rec（Hoboken）. 2014，297（8）：1349-1353.

25. Kenneth K，Marshall L，Josef P，et al. Williams Hematology 9th ed. New York：McGraw-Hill Professional Press，2015.

26. 中国免疫学会血液免疫分会临床流式细胞术学组. CD34阳性细胞绝对计数的流式细胞术测定指南. 中华血液学杂志，2015，36（7）：539-546.

27. Kaunitz J D. The discovery of PCR：ProCuRement of divine power. Dig Dis Sci. 2015，60（8）：2230-2231.

28. Daniel A Arber，Attilio Orazi，Robert Hasserjian，et al. The 2016 revision to the World Health Organization classification of myeloid neoplasms and acute leukemia. Blood. 2016，127（20）：2391-2405.

29. Swerdlow S H，Campo E，Pileri S A，et al. The 2016 revision of the World Health Organization classification

of lymphoid neoplasms. Blood. 2016，127（20）：2375-2390.

30.刘恩彬，蔺亚妮，王慧君，等.血液肿瘤的综合诊断.中华血液学杂志，2016，37（1）：83-86.

31.中国抗癌协会血液肿瘤专业委员会.流式细胞学在非霍奇金淋巴瘤诊断中的应用专家共识.中华病理学杂志，2017，46（4）：217-222.

32.肖志坚，王建祥.嗜酸粒细胞增多症诊断与治疗中国专家共识（2017年版）.中华血液学杂志，2017，38（7）：561-565.

33.中国免疫学会血液免疫分会临床流式细胞术学组.多参数流式细胞术检测急性白血病及浆细胞肿瘤微小残留病中国专家共识（2017年版）.中华血液学杂志，2017，38（12）：1001-1011.

34.Swerdlow S H，Campo E，Harris N L，et al. WHO Classification of tumours of haematopoietic and lymphoid tissues. revised 4th ed. Lyon，France：IARC Press，2017.

35.Jaffe E S，Arber D A，Campo E，et al. Hematopathology. Second Edition. Philadelphia， USA： ELSEVIER

Press，2017.

36. Flores-Montero J，Sanoja-Flores L，Paiva B，et al. Next generation flow for highly sensitive and standardized detection of minimal residual disease in multiple myeloma. Leukemia，2017，31（10）：2094-2103.

37. 李金明.高通量测序技术.北京：科学出版社，2018.

38. Andrea I，Iuri M D，Robert S，et al. ICCS/ESCCA consensus guidelines to detect GPI-deficient cells in Paroxysmal Nocturnal Hemoglobinuria （PNH） and related disorders Part 3-Data Analysis，reporting and case studies. Cytometry Part B：Clinical Cytometry，2018，94（1）：49-66.

39. ClonoSEQ cleared for residual cancer testing. Cancer Discov，2018，8（12）.

40. 淋巴瘤病理诊断规范项目组.淋巴组织肿瘤病理诊断规范.中华病理学杂志，2019，48（5）：346-349.

41. 董晓燕，李玉龙，姜丽，等.髓过氧化物酶表达与急性髓系白血病基因突变和预后的相关性研究.中华血液学杂志，2019，40（1）：40-45.

42. 中国免疫学会血液免疫分会临床流式细胞术学组.白

血病/淋巴瘤免疫分型检测质量控制指南.检验医学，2019，34（4）：285-299.

43. 中国抗癌协会血液肿瘤专业委员会，中华医学会血液学分会白血病淋巴瘤学组.多发性骨髓瘤遗传学检测专家共识.中华医学遗传学杂志.2019，36（2）：99-102.

44. Haas B J，Dobin A，Li B，et al. Accuracy assessment of fusion transcript detection via read-mapping and de novo fusion transcript assembly-based methods. Genome Biol. 2019，20（1）：213-228.

45. Kennedy A L，Shimamura A. Genetic predisposition to MDS：clinical features and clonal evolution. Blood. 2019，133（10）：1071-1085.

46. Calvo K R，Braylan R C. Advances in diagnostic hemato-pathology. Semin Hematol. 2019，56（1）：1.

47. 中华医学会血液学分会.慢性髓性白血病中国诊断与治疗指南（2020年版）.中华血液学杂志，2020，41（5）：353-364.

48. 王建祥，肖志坚，邱录贵，等.血液系统疾病诊疗规范（第2版）.北京：中国协和医科大学出版社.2020.

49. 王建祥，肖志坚，沈志祥，等.邓家栋临床血液学（第二版）.上海：上海科学技术出版社，2020.

50. Michael W D，Neil P S，Jessica K A，et al. Chronic myeloid leukemia， version 2.2021，NCCN clinical practice Guidelines in oncology. J Natl Compr Canc Netw. 2020，18（10）：1385-1415.

51. Hochhaus A，Baccarani M，Silver R T，et al. European LeukemiaNet 2020 recommendations for treating chronic myeloid leukemia. Leukemia，2020，34（4）：966-984.

52. 中国免疫学会血液免疫分会临床流式细胞术学组.阵发性睡眠性血红蛋白尿症流式细胞术检测中国专家共识（2021年版）.中华血液学杂志，2021，42（4）：281-287.

53. 中国抗癌协会血液肿瘤专业委员会，中华医学会血液学分会白血病淋巴瘤学组.中国成人急性淋巴细胞白血病诊断与治疗指南（2021年版）.中华血液学杂志，2021，42（9）：705-716.

54. 中华医学会血液学分会实验诊断学组.急性髓系白血

病微小残留病检测与临床解读中国专家共识（2021年版）．中华血液学杂志，2021，42（11）：889-897.

55.Gina Z，Marcello V. Affiliations expand Cytomorphology of normal，reactive，dysmorphic，and dysplastic mega-karyocytes in bone marrow aspirates. Int J Lab Hematol. 2021，43，Suppl.1：23-28.

56.Pollyea D A，Bixby D，Perl A，et al. NCCN guidelines insights：acute myeloid leukemia，version 2.2021. J Natl Compr Canc Netw，2021，19（1）：16-27.

57.Michael Heuser，Sylvie D Freeman，Gert J Ossenkoppele，et al. 2021 Update on MRD in acute myeloid leukemia：a consensus document from the European LeukemiaNet MRD Working Party. Blood，2021，138（26）：2753-2767.

58.郑湧智，郑浩，陈再生，等．二代测序技术检测儿童急性淋巴细胞白血病的基因突变谱及其预后意义．中华血液学杂志，2022，43（1）：19-25.

59.中国临床肿瘤学会指南工作委员会．淋巴瘤诊疗指南（2022）．北京：人民卫生出版社，2022.

60. Baccini V, Baseggio L, Brouzes C, et al. Perls' Stain guidelines from the French-Speaking Cellular Hematology Group (GFHC). Diagnostics (Basel), 2022, 12 (7): 1698-1707.

61. Pizzi M, Binotto G, et al. Of drills and bones: giovanni ghedini and the origin of bone marrow biopsy. Br J Haematol, 2022, 198 (6): 943-952.

62. Greenberg P L, Stone R M, Al-KaliA, et al. NCCN guidelines® insights: myelodysplastic syndromes, version 3.2022. J Natl Compr Canc Netw, 2022, 20 (2): 106-117.

63. Saygin C, Cannova J, Muffly L, et al. Measurable residual disease in acute lymphoblastic leukemia: methods and clinical context in adult patients. Haematologica, 2022, 107 (12): 2783-2793.

64. Duncavage E J, Bagg A, Hasserjian R P, et al. Genomic profiling for clinical decision making in myeloid neoplasms and acute leukemia. Blood, 2022, 140 (21): 2228-2247.

65. De Leval L, Alizadeh A A, Bergsagel P L, et al. Ge-

nomic profiling for clinical decision making in lymphoid neoplasms. Blood, 2022, 140 (21): 2193-2227.

66.Döhner H, Wei A H, Appelbaum F R, et al. Diagnosis and management of AML in adults: 2022 recommendations from an international expert panel on behalf of the ELN. Blood, 2022, 140 (12): 1345-1377.

67.Arber D A, Orazi A, Hasserjian R P, et al. International consensus classification of myeloid neoplasms and acute leukemias: integrating morphologic, clinical, and genomic data. Blood, 2022, 140 (11): 1200-1228.